井原國芳＋中村彰宏　共著

頑張れ!! 爺さん・婆さん

幸せな人生は「筋トレ」から

東急エージェンシー

はじめに

畏友井原國芳氏は、一昨年九月、自らの数々の闘病体験を振り返り、極めて厳しい状況の中で如何にして病を克服し、見事に復活を果たしたかについて、率直かつ具体的にしたためた『75歳からの健康生活のススメ』を発表されました。

発刊後二年を経過しましたが、この間に多くの読者から励ましの言葉やご意見ご質問などを頂戴したと承っております。

一方、この二年間に、世界と日本も大きく変化しました。とりわけ人類が未だ体験したことのない急激な高齢化社会の到来は、多くの困難な課題を私どもに投げかけております。この問題への対処如何によっては、国家の命運が決まるといっても過言ではないと思っております。そして、対応策の大前提は、高齢者が健康であり続け、元気で終末期を迎えることにあると考えます。

このような視点から著者は、既刊に加筆・修正を加え、このたび本書を再び上梓することになりました。

さらに「メディカル・フィットネス」について、いま少し詳しくその理論と実践を解説してほしいとの読者の要望に応えるため、本書では大変ご多忙の中、田園都市整形外科メディカル・フィットネス主任の中村彰宏さんに執筆をお願いしております（中村さんは本書の共著者でもあります）。

実は、私もサラリーマン生活五十余年で、ご多分にもれず運動といえば時折のゴルフのみで、夜はもっぱら盃を楽しむ生活でありました。

本著者もある時期まで同類でありまして、盃片手に天下国家を論じ、部下を叱咤激励する姿が最も似合う猛者でありました。ですから私は一昨年、彼が初版本を発表すると聞き、その原稿を一読し、その心境の変化にびっくり仰天したのでした。著者流にいえば、国民学校（小学校）時代に「修身」の教科書で習った「艱難汝を玉にす」という格言がありますが、いくつもの辛く厳しい病気に耐えて打ち克ち「玉」になったのだと、著者の不屈の精神や強固な意志の力に、改めて敬服する次第であります。

私のフィットネス修行は、いまだ二年弱でありますが、二十余年にわたり悩んできた肝臓の数値（γ-ＧＴＰ）が劇的に改善したり、半ば諦めかけていた腰の痛みが和らいだり、徐々にその効果を実感しているところであります。
この書物が皆様方の晩年をより豊かで楽しいものとするための一助になればと、心より願っております。

平成二十七年一月

永利久志

目次

はじめに　1
第一章　頑張れ!!　爺さん・婆さん……11
第二章　大病との出会い……21
十年後の再発　28
第三章　病身からの解放……33

第四章　徒然雑感…………41
入院生活の思い出　42
大岡山の東急病院　44
散歩　46
健康爺さん・婆さん　48
サイタ　サイタ　サクラガサイタ　51
ニーバーの祈り　57
心身一如　59
親父の思い出　62
変な日本人　64
雪かきとお隣　67
昆虫食について　69

生きがい　71
お年寄りの不得意なもの　73
八十三歳からの男性料理教室　78

第五章　私の健康法……85

私がひそかに実施してきた健康法　86
①真向法体操　87
②続いて行う朝の体操　91
③五本指の靴下　100
④片足立ち　101
⑤つま先立ち　102
⑥寝るだけでストレッチ効果のある枕　103

第六章　八十四歳・再々度の闘病生活…………105
年寄りと闘病生活　108
年寄りのつぶやき　115
八十四歳の大病で知ったフィットネス（筋トレ）の重要性　121
幸せな人生は「筋トレ」から　124
実践編…………127
メディカル・フィットネスのススメ　128
有酸素運動　132
筋肉強化運動―トレーニングマシン　139
筋力強化体操―ホームエクササイズ　151

柔軟体操―ストレッチング　165
介護分野におけるフィットネス　176
医療法人社団緑栄会の施設一覧　179

あとがき　183

第一章～第六章　井原國芳
実践編　中村彰宏

第一章

頑張れ!! 爺さん・婆さん

平成二十三年三月十一日、午後二時四十六分に発生した東日本大震災は、かつて例を見ない、あまりにすごい、無慈悲な、自然災害の恐ろしさと無情さに、日本全体が身体と心をゆさぶられた。

発生と同時に電源を入れたテレビから、大地震の瞬時の速報と、これから起きる津波の襲来予告を、アナウンサーが感情をおさえながらも、やや上ずった声で繰り返すのが聞こえた。まもなく、予告数値を超える大津波がやって来た。その直後に福島原発事故が発生する。

その夜は、一時都心の電車がすべて止まったので、帰宅難民が発生し、大混乱が起こった。

大地震、津波、原発事故の深刻さは、当日よりも翌日から、日を追って大きくなる有様だった。その後は、何日も、何度となく、現地の悲惨さの中で、けなげな同胞の姿に、夫婦でテレビを見ながら目頭をおさえた。

また同時に、日本人の窮極に当たってのすばらしい姿に心が打たれる。

あの災害の当日、産声をあげて誕生した赤ちゃんは、希望の灯を与えてくれた。とかく批判されていた若者も、我が身を捨て、九日間も寒空の下でお婆ちゃんを守り通した。他の若い人達も、若者ならではの働きを示し、私達に希望を与えてくれたものだ。大人は勿論、それなりの役目を果たしてくれる。

組織として自衛隊、消防、警察、それぞれの自治体の人達の、献身的な姿は感動を与えてくれた。異常時に冷静に皆で支え合いながら行動する日本人の姿に、海外からも称賛の声が上がったものである。

私は、小学生時代に聞いた「津波を知らせるために、苦労して育てた稲穂の束に火をつけ、村人全員を高台に集めて救った庄屋さんの話」、「日露戦争で、旅順港閉鎖のために、部下を捜して、我が身を捨てた広瀬中佐の話」などが頭をよぎり、ああ日本人のＤＮＡは、今も生き続けているなと思った。

八十歳にもなると、同世代のお年寄りが養老院ごと流されたり、動けない身体で、仕切りもない避難所で生活するのは、さぞ不自由さと無念さに明け暮れたものだろうと、我が身につまされる。

その頃、一般市民、ボランティア、スポーツ選手や芸能人に至るまで、被災者を支える美談は、苦難な闇夜に大きな光明を与えてくれたものである。

地震、津波、原発事故の三つを考えると、ハード面の復旧は、短期的にはとてもできるものではない。したがって、家も職もなくした人々に対しては、復旧の目処がつくまで、自治体や国の具体的な長期支援がどうしても必要となる。

あの折、何もできない人は、募金に応じ、募金に参加できない人は、心の募金に応じた。

さて、私は年をとっても自分の足で歩き、身の回りの世話を自分の手でなんとかやっていきたいとの思いで、体験そのものを記述した。

それも、健康あふれる病気知らずで生きてきた方々に対してではなく、私の晩年のように、病気の缶詰の中から、やっとはい出してきた方々へである。

もし貴方がやっとの思いで、タクシーやバス、電車を乗り継いで、病院に通院できているならば、現在の健康水準を下げないために、次のことを実行に移せばよい。

①一日六〇〇〇歩以上の散歩
②週二回のメディカル・フィットネス

さあ今日からでも決して遅くない。身体を鍛えて丈夫な身体を作る話は、実は青少年だけの話ではない。七十歳、八十歳、九十歳になってからでも、筋肉の強化は立派にできる。

色々な運動のすすめは、現在まで、あふれるほど出版されている。また、自治体のPR誌でもハイキングや、散歩コースの設定等、運動のすすめは多彩に刊行されている。しかし、なかなか実行に移されていないようだ。愛好者は、すでに参加しているが、無言のその他大勢の人が、動かない。

また、大切なことは、お年寄りなので、今まで何もしなかった人は、よしやってやろうと、急に一日六〇〇〇歩も歩かないことだ。最初は、自宅の周りを一周り十分でも、二十分でもよい。少し慣れて、歩ける自信がついてきたら、半年位かけて、次第に距離と時間を延ばせばよい。約六〇〇〇歩、歩くには、約一時間二十分かかる。一年間も続けると、自然に目線は前方やや高く、胸を張り、手を振って、足はかかとから着くようになる。

足に筋肉がついてきたことが自分で自覚でき、歩き方が、老人の歩き方でなく、壮年の歩き方に変わる。

メディカル・フィットネスの場合は、医師と指導員の指導にそって始めればよい。

思い当たることがあり、ほんとうかなと思ったら、実行に移していただきたい。

例えば、散歩も最初は、年寄りくさいしょぼしょぼ歩きで構わない。

ただ、風雨関係なく、毎日実行する。年寄りの頑固さを、発揮することが大切である。

雨の日に、軽い傘は勿論必要であるが、冬の寒い日や、風雨の強い日には、コートやマスクを着用する。

自分の力で歩ける人は、自分の身の回りの処理ができる。死ぬまで自分の自主性が保てる。

頑張れ!!　爺さん、である。

ここで特に頑張れ!!　爺さんとしたのは、フィットネスやカルチャースクールでも参加者は、男女比で三対七と爺さんの参加は婆さんに比較して、圧倒的に少ないからである。

第二章

大病との出会い

亡くなった母親によると、私は三、四歳まではすぐお腹をこわす、いわゆる虚弱児童であったらしい。成長するにしたがい、特にサラリーマン生活の後半に入ってから、癌にやられて、七十五歳頃は病気のデパート、病気の総合商社になっていた。

最初の大病との出会いは、平成四年六月九日、葉山に職場の者と一緒に乗合い船でアジ釣りに行った時から始まった。

アジは一匹も釣れずにイワシがかかる。最初は海に返していたが、釣り仲間の「イワシも新鮮なやつを刺身で食べるとうまいですよ」との言葉で数匹をアイスボックスに入れ持ち帰る。

イワシの刺身は夕食で私だけが食べる。その後就寝のため、十一時頃ベッドに入る。胃に約十分間隔で激痛が走る。これは魚の中毒かと青ざめた。翌日は日曜日なので、痛み止めでなんとかしのぎ、月曜日に東急病院に行き、胃カメラを受診する。小魚につく寄生虫（学名アニサキス）が見つかり、胃の中で壁を破って外に出ようとする。その度毎に激痛となるそうだ。

やれやれ一件落着と思ったが、先生の話で、咽喉に少しただれがあるので、念のため検査に回しておきましたとのこと。その場は気にもせず帰宅した。

数日後、北海道出張の前日に病院より電話があり、「お暇は取らせないので、是非お会いしたい」との話に、これは検査結果に何かあったなと「ピン」とくる。

先生の話では、食道癌の初期で手術が必要とのこと。虎の門病院を紹介される。虫が知らせるとはこのことかと思いながら、約一カ月の間病室が空かなくて待たされ、いらいらしたが、七月十三日入院が決まる。

当時は現在と異なり、咽喉と胃の上と脇腹を三カ所大きく切開手術をする。

食道を約十五センチ取り、胃の「三分の一」を取って腸とつなげた。「身体髪膚之を父母に受く」という天からの授かり物に、生命とひきかえにメスを入れてしまった。

退院後、会社勤務を続けながら平常な生活に戻すのは、人に言われぬ苦労の連続だった。

特に出勤するまでに、約一時間かかってやっと食べ終わる朝食が大変だった。

私の場合は、煮うどんを毎日食べ続けたが、ある機会から不思議なことに柔らかく煮た餅が、比較的、咽喉に通りやすいことに気付き、毎日毎日、細君が作ってくれたものだ。約半年は続けたと思う。

退院後は出勤したら一日も休まないぞ、と心に誓った自分との戦いは貫けたが、当時取締役で社用車通勤だったので、どうにか毎日を持ちこたえられる日々の連続だった。

二、三回、車の中で粗相をし、運転手には迷惑をかけた。

当時は、ポケットに急な吐き気の用意に黒ビニールの小袋を二枚必ず入れて出勤した。昼食は、魔法瓶弁当箱に、細君手作りの味噌汁ととろろ昆布をまぶした親指大のおにぎりを六個程と、咽喉に通りやすい副食を少々。約半年間、個室に誰も入れないように頼んで、一人でやっと飲み込んだものだ。何かの調子で咽喉がよく詰まったが、トイレで口の中の物を吐き出して、咽喉が開くまで我慢して待つより方法がなかった。

当時、職務上、毎年二回、北関東、北海道への出張が必ずあった。

夕食は、その地区の幹部が集まるのだが、お酒も出る会合だったので、なんとかごまかせた。

朝食となると、ホテルの一室で、朝の支度ができたものから数人で、静かに食べるので、手術後の身体では、大変苦労したものだった。食事中に咽喉が詰まり、目を白黒させていると、常宿のホテルだったので、多分ホテルのボーイさんにも、井原は食道手術後の身体、時々食事中に詰まることがあるらしい、との連絡がされていたのだろう。ボーイさんが、あわてて、コップの水を走るようにして、持ってくることが二、三回あった。

悲しいことに、私はその時、水は飲めずトイレにかけ込んで、口の中の物を吐き出して、しばらく咽喉の開通を待つより仕方がなかった。

もはや、出勤をしているので病身とはいえないが、正常身ではなく、でも仕事をどうにか支障なくこなす毎日の連続だった。

この道のベテランで癌手術を四回受けて、なお元気に働いていたH君が、私に言った言葉が忘れられない。

「井原さん、この病気の回復につける薬はありませんよ。日薬と言って、一日一日暦をめくっていくのが最上の薬です」

うす紙をはがすように次第に正常の身体に近くなり、たまのゴルフも、最初の頃はティアップした時、風が吹くと身体が飛ばされるのではないかと思ったくらいであったが、プレーができるまでに回復した。ところが、やっと病気を忘れかけた頃、それは十年後に非情にも再びやって来た。

十年後の再発

ある会社の再建に全力投球をしていた頃、背中に激しい痛みが起こり、夜中の二時、三時まで眠れない日が続いた。すでに最初の病院の執刀医の中で最も若い先生が、順天堂医院に転勤されて、私もこの先生に伴って転院して以来、年月が経ったので六カ月毎の定期検査を受けていた。

ある日、この専門医は、超音波検査の映像を見るなり、すぐ気色険しくなり、眉間に皺がよると同時に、私は「またやられたな」と覚悟を決めた。

平成十四年の私の日記帳には、次のように記されている。

四月一日、右胸壁腫瘍の診断書、五日～九日まで通院、X線治療、十日より入院五月三日まで、改善は図られず、六月十七日呼吸器外科へ再入院、二十四日に第二、三、四、五右肋骨切除、七月九日に退院。

以上、二度の大病をなんとか乗り切って退院はできたが、X線で胃部を見ると、通常の人の胃と異なり、私のは咽喉から腸につながっているので、ちょうど小田原提灯をぶら下げたような格好となっている。

また、胸部右肺はX線では、白っぽく見えて肋骨が四本ないとは素人目にはよくわからないが、白い線が見え、これは手術後ホッチキスで止めた跡とのこと。現在でも歩行中、右胸部が人にぶつからないように、身体が自然防護するから不思議なものだ。この時の苦労は、術後のぐったりした身体で、痰を「えへん」と強くやっても、吐くことがどうしてもできなかったことだ。コツは身体を丸めて、大きな声で「えへん」とやれば痰が出るのだが、胸の痛みとともに腰くだけとなる。さあ大変、痰が出ないと食物が肺に入ってしまう。都合四回ほど、若い先生が咽喉から肺に管を入れて、肺に入った食物を取り出してくれた。これも受けた者だけが知る苦しみである。

平成四年の手術は虎の門病院で受けた。その後、当時の担当医が転勤され順天堂医院に移ったので、私も転院した。現在四人の先生にかかっている。

最初の手術の担当医は消化器外科のK先生で、命の恩人である。

当時から二十年位経っているので、今では同医院でも中核となる先生である。癌は、体質的な要素も強くあると思うが、現在、膵臓に五ミリ四方の影があるので、要観察中だ。膵臓は同医院の第一人者、S先生に四カ月毎に検査を受け、適切なご指導に従っている。

それと、もう一人東急病院のY先生には、現役時代から今までお世話になっている。

しかし、退院後は悪戦苦闘の連続であり、毎年、特に梅雨期は入退院の繰り返しで過ごす。三カ月の間隔で順天堂医院、東急病院には定期的に通院し、その他内科、眼科、耳鼻咽喉科、心療内科、泌尿器科、外科と、科目によっては自らの病気の掘り起こしをしたようになり、さながら病気のデパート、病気の総合商社になってしまった。

七十四～五歳頃がその頂点だったと思う。病院からもらう薬のほかに、細君が耳学問で揃えた、高価な米国製のジュース等を含めた健康食品は五、六種類まで増えて、自分でもどれが身体に効いているかどうかわからなく、これは飲み過ぎだと思うようになっていた。

第三章

病身からの解放

平成二十一年の春、木の芽が育つ頃は、持病のある者にとっては、誰もが乗り切りに苦労するのだが、風邪が長引き、同時に呼吸困難がやって来た。

呼吸困難は初めての経験だが、肺にいっぱい息を吸おうとしても、半分もいかない時点で吸えなくなる。

家の中の階段でも、二階に上がるのに途中で休み、保護棒につかまってやっと足が上がる。日課として続けていた散歩は、止めることはなかったが、途中休息を何度もしたくなる。

呼吸器外科では、手に酸素ボンベの小車を引いて、鼻に酸素補給器をつけて通院している人を見かけたが、自分もそうなるのではないかと、暗い予感が心をよぎる。

実際に家庭用酸素補給器を購入し、朝晩二回、三十分ずつ使用して、なんとか難関を乗り越える。

近所のかかりつけの内科の先生に相談すると、「胸の苦しさを改善するには、下半身を鍛えることが一番ですよ」と言われた。

我々の年齢になると、肺炎は何回となく体験したが、私の場合は肺炎になっても熱が出ないことが多い。胸苦しさと極度の疲労感が特徴である。

順天堂医院で明解な診断と、わかりやすい説明で人気の高い呼吸器外科のO先生に相談すると、まったく同意見である。

『体温を上げると健康になる』（サンマーク出版刊）の著者、齋藤真嗣さんも「冷え性を治したければ筋肉を鍛えなさい。筋肉の量を増すより筋肉の質を高める。ボケ防止に効くのは脳トレよりも筋トレだ」と強調されている。

私は膝痛や腰痛で、横浜市青葉区松風台の田園都市整形外科・池田院長に、開業以来お世話になってきた。

先生に胸部の苦しさを話すと、「是非フィットネスをおやりなさい」とすすめられた。同医院は、池田院長の患者に対する的確な診断、治療技術や整形の最新治療器具を応用した患者との対応の評判が高く、男女看護師の年寄りに対する接遇が、たいへん親切で、気持ちよく受診できる。したがって患者でにぎわう所だが、幸運にも同医院はメディカル・フィットネスを運営していた。

胸の苦しさは、下半身の筋肉を鍛えることで治るとは半信半疑だったが、実行すると不思議なことに、胸の苦しみもすっかりよくなり、始めてから約半年後、時々起こる膝痛も腰痛もなくなり、予想以上の好結果である。

フィットネスは毎日行くのではなく、中二日位あけて、週二回が最適である。

副次的効果としてこんなこともある。

一つは、十数年も続いていた高血圧も安定的に低下したことである。

高血圧とともに、私の場合、気になるのは血糖値の問題だが、フィットネスは血糖値の安定にも効果的に作用するといわれている。

もう一つは、残尿感や頻尿が自然治癒したことである。

七十歳代の後半から、ひどい時には一時間位の頻尿となり、外出した時は、駅に着けば先ずトイレを探し、出たくなくとも念のために用を足していた。

膀胱は筋肉でできた袋で、尿がたまるにつれて、徐々に筋肉の壁が伸びて、約四〇〇ミリリットルの尿を、ためることができる。

膀胱へは絶えず尿が送られてくるので、膀胱は少しずつ膨らむ。二〇〇ミリリットル位たまると排尿したくなる。

しかし、いっぱいになるまで排尿を我慢することができる。

排尿する時は、括約筋がゆるみ、膀胱は空になるまで収縮する。

この膀胱と括約筋の働きを調節しているのは、主に内臓の動きをつかさどっている自律神経であり、この神経司令所は脳にある。

東急病院の泌尿器科で検査をしてもらうと、放尿直後に約一〇〇ミリリットルの残尿があり、当然ながらトイレを終わっても、残尿感が残り、また頻尿となってしまう。この症状は、通院及び投薬によりかなり改善されたが、加齢と共に困ったことに括約筋の働きが悪くなる。

渋谷にはオーチャードホールという立派な劇場があるが、公演途中の休憩時間約十分〜二十分には、皆どっとトイレに行く。横に二十もある大きなトイレである。お気の毒なのは私の後ろに並んだお客さんだ。隣のトイレ席で二人程が代わるくらい、私の場合は時間がかかってしまう。

これがフィットネスに行くようになって、頻尿が不思議にピタッと止まった。

尿問題について、くどくど説明するのは、困っている人が高齢になるにしたがって多いと思うからである。

残尿感や頻尿、尿漏れがある人は、恥じることなく泌尿器科をたずねることだ。投薬でかなり改善できる。現在、電車の女性専用車は、私鉄では、ラッシュ帯には必ずあるが、大病院でも個人専門医院でも、女性専用受診日を設定している所はあまりない。泌尿器や肛門科の問題は老若を問わず起こる問題だが、女性の患者が待合室で少ないのは、男性と一緒に待つことに多分こだわりがあるからではないのか。

第四章

徒然雑感

入院生活の思い出

最初、虎の門病院に入院した時は、一時退院もあったが、通算八十四日間病院にいた。

もちろん、私よりも長い入院生活を体験した方は大勢おられると思うが、病院生活とは、案外忙しいものだ。手術後の苦痛の期間は無我夢中で終わるが、通常の病室に戻って起床から就寝まで、食事時間も含めて受診や点滴の時間、手術後のX線撮影等に追いかけられ、読書をしても記憶に残っているものが何もないのは、私だけなのだろうか。

虎の門病院では、十一階は全員が消化器外科の患者で、口から肛門までの外科手術を受ける患者集団だった。十一階の廊下を一回りすると一一〇メートルになるが、速足で院内散歩をするのは男性患者だけ。退院後の生活に備えて点滴ビニール袋を頭の上にかかえ、袋を下げた支柱をがらがらと押しながら院内をぐるぐると回る速足散歩を、私を含め絶えず何名かの人が、足腰の鍛錬のための歩行としてやっていたものだ。十周回れば一キロメートル強になるのだが、皆、退院後元気に会社や事務所に通う姿を夢見て、一生懸命に練習していて、ほほえましい一方で、悲壮感も少しあった。今でも患者の皆さんはやっているのだろうか。

群がりやすいのは日本人の習性なのか、退院後、その時入院していた同期生で虎の門会を作り、四、五回までは回を重ねたが、一人亡くなり、二人亡くなり、今では最年長の私と宮内庁勤務だったMさんとの二人だけとなり、会は自然消滅してしまった。今やこの病気は、歩行練習よりも早期発見が何よりの特効薬である。

大岡山の東急病院

東急目黒線と大井町線の交差する所に大岡山駅がある。駅の真上に東急病院がある。同病院は緑でおおわれ、自然の緑化カーテンが、夏を涼しく、冬を暖かく、やさしく患者を包んでくれる。

院内において、穏やかな気分でいられるのは、腰板の木目が、廊下から部屋まで続いているからだ。これが白一色の壁に比べ、患者を穏やかにしているのではないかと思う。

ベッド数一三五の中規模病院ながら、総合病院としての設備も整っている。受診をすれば誰でも気付くが、受付けや看護師さんの接客が、やさしく温かく迎えてくれる。

難しい治療や手術を必要とする大学附属病院は、待ち時間も多く、いらいらするのは止むを得ない面もあるが、東急病院では大病院を必要とする場合、または、専門医を必要とする場合は、必ず紹介してくれる。

東急病院は、血液検査やX線検査等の結果の連絡も早く、予約をとれば、初診でも的確な診断が、その日のうちに下されることが多い。

散歩

私は平成二十年の春、呼吸困難になった時にも、散歩だけは、あえぎながらも続けてきた。前年も猛暑であったが、強い日照時間帯は避けて、日が陰ってから散歩をした。

今では一日一時間、六〇〇〇歩以上が、自分に課した目標である。

六〇〇〇歩を歩いてみるとわかるが、一時間では少し歩数が足らず、一時間二十分位で六〇〇〇歩オーバーとなる。これは、曜日、風雨に関係なく実行する。

平成二十一年は何年ぶりかで、雪が東京、横浜地方にも降ったが、散歩は一日も休まなかった。平成二十三年は酷暑が続いたが、日が陰ってから歩き始めた。何かの会合等で出かける時は、バスを使わず駅まで歩く。散歩だけは、やる気になれば、履きやすい運動靴だけで、金もかからず誰にでもできる健康法の原点である。

散歩も今まで歩かないお年寄りが、「よし、やってやろう」と急にやれば、必ず反動に見舞われる。医者にかけつけ、しばらく安静にしなさいが「おち」だ。初めて散歩する場合は、負担にならないように、自宅を出発して十分でも二十分でもよいから、短い目標であせらず毎日必ずやることがコツだ。半年続けられたら、一日一時間、六〇〇〇歩を目標にすればよい。

年をとっての散歩は、日によって軽やかにすいすいと足が出る時と、非常にきつい時がある。頑張って途中休憩をしても続けることが大切である。

郊外で、日常行き会うお年寄りの顔を見るがよい。ニコニコ顔に近い人は約三割で、七割の人達は少し口をあけ、決して明るい顔をしていない。多分、身体のどこかに痛みを抱えながら歩いているのだろう。

私自身なるべく快活な顔をして歩こうと思いながら、できない日が多々あるのが実情である。

健康爺さん・婆さん

私が言いたいのは、現在の水準以下に落ち込まず、健康爺さん、婆さんになることだ。

超元気なお年寄りの中には農業、漁業、林業等第一次産業にたずさわる方達が多い。九十歳代になっても農作業に従事したり、夫婦二人だけで漁業に船出する話などよく見聞する。二次産業、製造業等は大企業で、定年制もあり高齢者は在籍し難いが、最近の中小企業では高齢者も積極的に雇用している。

また特殊な例として、聖路加国際メディカルセンター理事長の日野原重明さんや漫画家の水木しげるさん、瀬戸内寂聴さん等がおられる。この方々を造語で言うならばシルバーエリートとでも呼ぼうか。この方々は、それなりの健康法をされているだろうが、中には高齢になるまで、風邪で寝たことは一度もありません、女性では、お産以外は入院した経験がありません、等のうらやましい健康者群も多数おられる。

私が主張したいのは、私のように病弱な身体と多年にわたり付き合いながら年寄りとなっても、寝たきりにならないことである。

我々高齢者は皆、生涯元気でいたいと望みながら「やはり年なので勝てない」との考え方が同居している。

要介護になってからでは遅い。

普段から運動習慣を身に付けること。年寄りの健康は、向こうからはやってこない。

自分から勝ち取ることだ、散歩とフィットネスを今から実行することだ。

サイタ　サイタ　サクラガサイタ

私でも、多分かわいらしかった小学一年生の頃、国語のお勉強は、「サイタ　サイタ　サクラガサイタ」から始まった。次の四頁は「コイ　コイ　シロ　コイ」で、五頁は「ススメ　ススメ　ヘイタイ　ススメ」である。終わりは五十四頁から七十五頁まで「モモタロウノオニタイジ」である。七十六頁は「アイウエオ…」、七十七頁は「ガギグゲゴ…」で、七十八頁で初めて「一二三四五六七八九十山川小木大日目中、大上人」の漢字が登場して巻一は終わる。

ちなみに「ハト　マメ　マス」で始まる国語読本は、五十四頁で、大正六年十一月二十一日印刷とされている。

私より五つ上の義姉は、「最初の国語は何か」との問いに、当然「ハト　マメ　マス」と答える。しかし、ハト　マメ　マス世代は次第に少なくなっている。八つ下の細君は終戦の年に小学校一年生である。終戦時は上級生のお下がりが使われたことがあったが、彼女はきれいな教科書で習ったという。

学制は一八七三年（明治五年）に施行され、「ハト　マメ　マス」や「サイタ　サイタ　サクラガサイタ」の国定教科書は一九〇五年（明治三十七年）から一九四七年（昭和二十二年）まで発行された。

増田悦佐さんはその著書の中で、維新直後、明治政府は江戸時代ずっと続いていた、伝統ある藩校のエリート教育を受け継

尋常科用
小學國語讀本
卷一
文部省

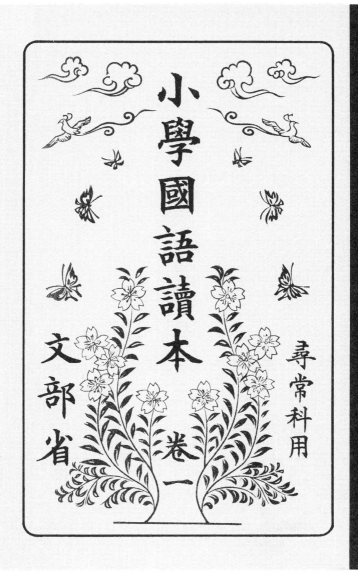

サイタ

サイタ
サイタ

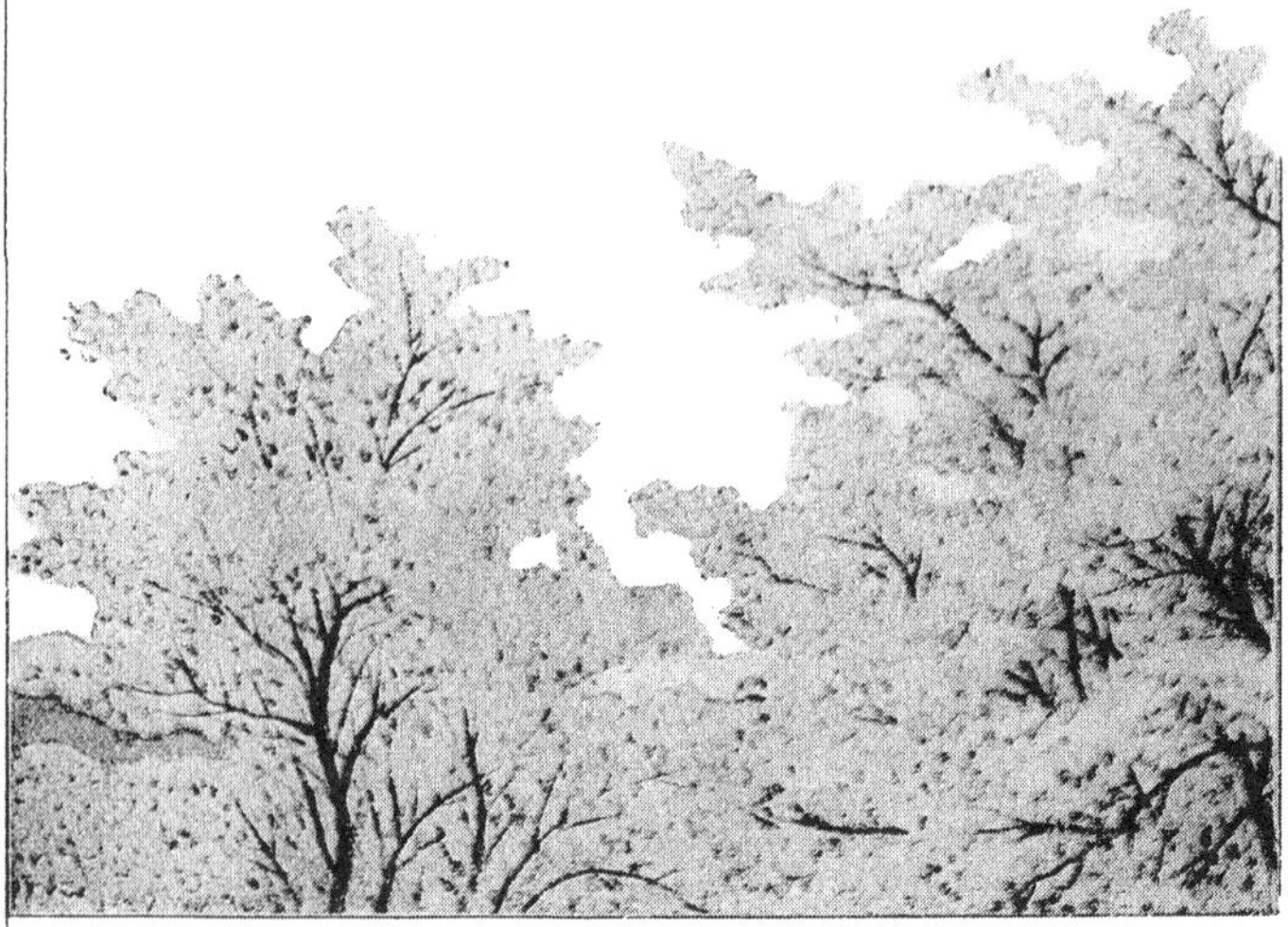

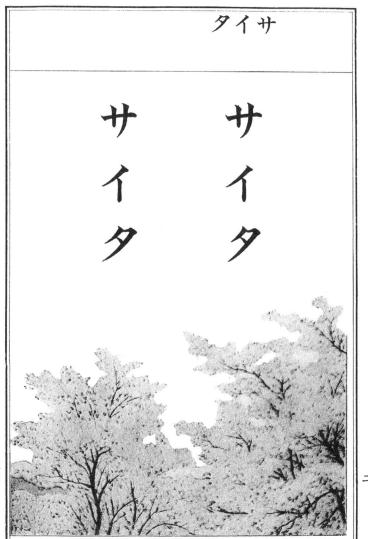

ク ラ ガ

サクラ
ガ
サイタ

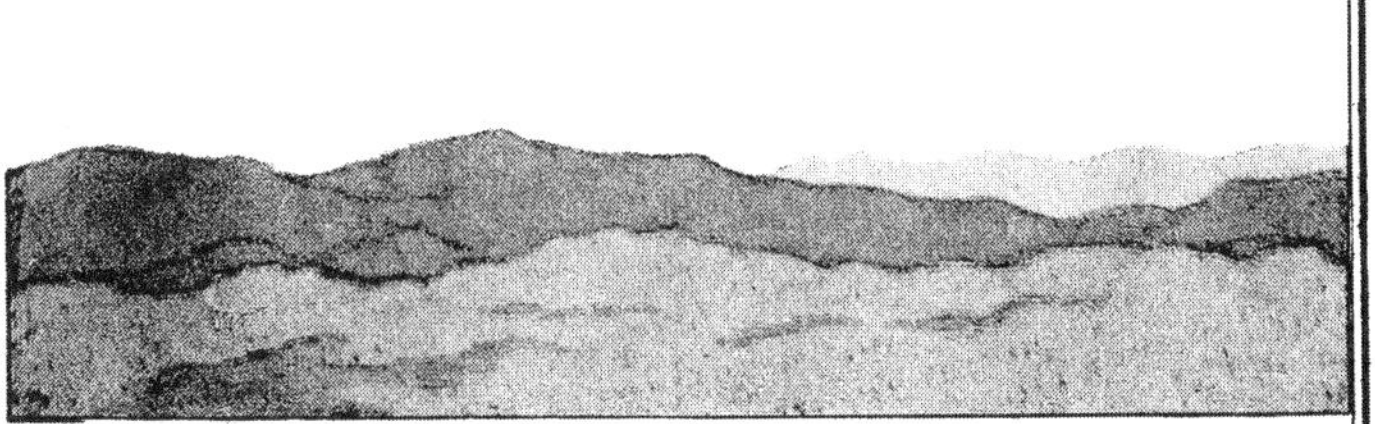

三

尋國一

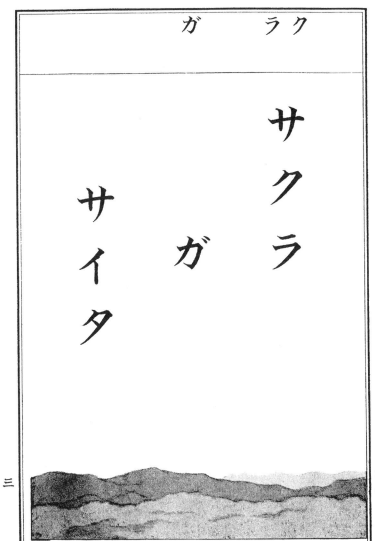

ぐべきか、それとも庶民大衆が読み書き、ソロバンができるように教えていた寺子屋流の教育を受け継ぐべきか、という究極の選択を問われた時、まったく見事に寺子屋流の教育システムを採用した、と記している。

また、戦後マッカーサー司令部により、軍国主義の徹底排除指令が出され国定教科書にある箇所が、墨で真っ黒に消された奇妙な教科書時代があった。

日下公人さんによれば、北海道には、北海道だけの教科書があったという。成程「サイタ　サイタ　サクラガサイタ」と読んで、窓から外を見ても、四月の初め頃には北海道では桜はまだ咲いていない。

現在は、温暖化の影響か、北海道でも美味しい米がとれ、場合によっては、台風も上陸するが、一九四五年以前は、北海道は寒冷地であった。

ニーバーの祈り

私は中学から大学まで、聖書の言葉「地の塩、世の光」をスクールモットーとしているミッションスクールに通学した。学友以外の人に、そのことを話すと、やや怪訝な顔をする者が多い。

長い学院生活を通じて、人生観に強い影響を知らずのうちに受けていることは確かである。

アメリカの神学者ラインホールド・ニーバー(一八九二～一

九七一年）が、マサチューセッツ州西部山村の小さな教会で、説教した時の祈りに、有名な次の言葉がある。

「神よ、変えることのできるものについて、それを変えるだけの勇気を我等に与えたまえ。変えることのできないものについては、それを受け入れるだけの冷静さを与えたまえ。そして、変えることのできるものと、変えることのできないものとを、識別する知恵を与えたまえ」

この言葉はクリスチャンでなくても、個人として、集団として、企業や団体のトップでも、政治家でも、このような場面には、必ず遭遇するので、心に刻みたいと思う。

心身一如

心身一如なる言葉を最初に使った学者は、昭和三十八年、九州大学に心療内科を日本で初めて設立された池見酉次郎先生である。

病気を部分的にとらえるのでなく、心身の両面より高めて一体としてとらえ、全人的医療からストレスの対処法や予防法まで深みのある、またわかりやすい考え方だった。先生は同時に米国の精神科医、エリック・バーンの唱えた対人的「交流分析」で、なかなか自分では気付いていない心のゲームの分析などを、初めて我が国に紹介された。

私が現役時代、勤労課長という現業職の職員教育を担当した時期があった。当時の池見先生の高弟に杉田峰康先生がおられ、私も約一年間、この交流分析の合宿講座に土・日に私費で参加し、どうにかものにしたものだ。

当時、産業界で交流分析に熱心だった主婦の友社編集長の笠伊次郎さんは、東京セルフ研究会を通じて社会人への普及に努力された。

また、久米勝さんは、三菱電機の教育課長を経て、交流分析の産業界への普及に尽力された。

一方、私も熱心に取り組んでいたので、何度となく両氏と交流があった。現在とは、社会経済情勢や仕事に対する価値観も異なる時代であったが、木下藤吉郎のように、その都度、全力投球で自分の職務に没頭できたことは、素直に褒めてよいと思う。

当時、杉田先生から教わり、残っている言葉にこんなものがある。

「自分で一生懸命努力して何かを成し遂げた時に、誰も褒めてくれなければ、夜寝る前に、右腕で左腕を、左腕で右腕をさすりながら、『今日はよくやったね、ご苦労様でした』とつぶやきながら、自分自身で自分を褒めなさい」

富士山の麓、御殿場に中央国立青年の家という研修施設があった。私は当時、会社の担当課長として、二泊三日で約五十名の現業社員研修の中で、二時間の講座を三年間持っていた。何を話せば皆が心に留め、職務に役立ててくれるか、私なりに随分勉強した。

当時の受講生は皆、すでに定年を迎えているが、シュルツ博士の自律訓練法もその講座の中に取り入れていたので、約四十年ぶりに会った当時の教習生から、井原課長に催眠術をかけられました、と昔話をされ、苦笑したものだ。

私も入社以来、色々な社内教育を数え切れないほど受けた。晩年になりホテルにカンヅメとなって、真夏の七月から八月にかけて五十日間、ハーバード大学のビジネス・スクールで頭脳に叩き込まれた内容がまだ残っている。

親父の思い出

私の親父は、頭がつんつるてんの禿頭で、遺伝のせいか次兄も同じ丸禿だった。

親父には、理髪店に行った時に料金は同じなのか、割引きがあるのか一度聞きたいと思っていたが、昔からの地震、雷、火事、親父の典型で、とても聞き出せる勇気がなかった。

過日、理髪店で約七十年の間じっと抱えていた疑問を聞いてみると、いわく、「料金はまったく同じです。禿のように見えても、残った数本の毛をかえって大事に手入れをされていますす」とのこと。大分頭髪のうすくなった私も納得して、帰宅した。

私の子供の頃の親父は、役人（今日の公務員）だったが、帽子が最高のオシャレで、夏のパナマ帽から冬の中折帽まで、色々と変えながら楽しんで、出張には欠かせない物だった。

私も八十歳代になり、一度帽子をかぶると離せなくなり、春夏秋冬少し形を変えてみると気分転換になり、ひそかなオシャレともなる。

変な日本人

平成二十五年には、来日外国人が一〇〇〇万人を突破したという。二〇二〇年の東京オリンピック、パラリンピックに向かって、さらに来日外国人が増加するだろう。

さて日本人は海外の日本に対する評価、評判について、大変気にする民族である。

ジャーナリストの池上彰さんは、国家または宗教等について、我々は「異文化を受け入れるだけでなく、正しい知識で理解すること」と著書『日本の決断　あなたは何を選びますか？』（角川書店刊）の中で述べている。

また、外国人から見て、我々の気の付かない身近な問題について、英デイリー・テレグラフの元東京特派員が、著書『「ニッポン社会」入門』（ＮＨＫ出版刊）の中で次のように述べている。

「『納豆は平気ですか』と三〇回は聞かれる」

「プールで必ず守らねばならない休憩時間。ぼくの前にいる男性は、片足で立ち、反対の足を膝のところで曲げて、その足首を手でつかんでいる。そして頭を横に傾け、ピョンピョンと何度も飛び跳ねるのだ。この不思議な日本舞踊は、耳の中に入った水を出すものらしい」

「よく公衆便所で目にする、ちょっとした儀式。手洗い場で、スーツを着た男性がハンカチを口にくわえて手を洗っている。ハンカチで手を拭く前に、男は必ず二回手を振って水を切る」

「駅のホームに男がひとり立っている。彼はおもむろに傘をつかんで、ゴルフのスウィングの練習を始める」

「電車の中で二人連れが立っている。座席がひとつ空く。おたがい譲り合った後に、ようやくひとりが席につくと、必ずその人は立っている人の荷物を持ってやろうと手を差し出す。このような心温まる小さな親切は、ぼくは日本以外のどの国でも見たことがない。ああ、これこそ日本」

著者のコリン・ジョイスさんは、現在四十四歳のはずだが、今どこにおられるのだろうか?

二〇二〇年オリンピック、パラリンピックの来訪外国人対応委員になってご意見をいただければ適役だと思うのだが。

雪かきとお隣

平成二十六年二月八日、夜から翌日の午前中にかけて、東京、横浜は久しぶりの大雪に見舞われた。約二十センチの積雪だ。二日間めずらしく散歩を中止した。あの三月十一日の日でも散歩は止めなかったが。

　雪上がりの午後、玄関を出て道路に立って見ると、日曜日で男手があるのか、それぞれの家の道路から入口まで、雪かきがされているではないか。多分、私の家は、前のお宅がついでにやってくれたのだろう。ところが道路に立ってみて驚いた。左側二軒目のKさん宅はおばあさんの一人暮しで、右二軒目のSさん宅は老人ご夫婦の家だが、いずれも私宅と同じようにきれいに雪かきがされているではないか。

　都市郊外の隣同士は、会えば軽く頭を下げる挨拶程度だが、寒さに首をすくめながら隣人の好意に、心の温まる思いがした。

昆虫食について

食料危機を乗り越える一策として昆虫を食べようと、平成二十五年の五月、国連食糧農業機関（ＦＡＯ）が、食用昆虫に関する報告書をまとめた。報告書によれば、世界のどこかでは、カブト虫、クワガタ、芋虫、ハチ、バッタなど一九〇〇種以上の昆虫が食料とされているそうだ。

栄養価に優れ、少ない餌で育ち、高い評価をされている。

昭和三十年代には、ＪＲ渋谷駅前広場の先の大手銀行の裏に信州酒場という店があった。

狭いカウンターに腰をかけると、一合升の中にコップが置かれ、コップになみなみとつがれたお酒があふれ、升にこぼれる。コップのお酒を一口飲んで、次に左手でコップを持ち、右手でこぼれた升のお酒をコップに戻し、グイと飲む。なんともいえない満足感にひたったものだ。信州酒場では、蜂の子やイナゴの佃煮、アリの甘辛煮など昆虫食も注文できた。ある時、三、四人の男女グループが入って来た。愉快に酒を飲みながら談笑し、そのうち一人の色白な女性がイナゴをつまみにしていた。

談笑しながらつまんだイナゴの足が、きれいな唇の外に見えたと思ったら、あっという間にはみ出したイナゴの足が口の中に消えた。

食べれば案外うまいのかもしれないが、私は冷や奴と厚揚げ、枝豆のゆでたもの以外は注文せず、昆虫食にはとても手が出なかった。

生きがい

私はかつてNPO法人の活動に関係していたが、今では七〇〇以上のNPO法人があるという。その一つ、NPO法人「江戸しぐさ」名誉会長の越川禮子さんによれば、江戸では老人は大切にされたが、同時に老人の資格というものがあったという。

本屋の店頭には、老人の生き方についての本がたくさん積まれていて、衿をただす本もあれば、思わず共感を呼ぶ本もあるが、生きがい論となるとなかなか決め手がない。そこで江戸時代の老人の資格のうち、どれかを実践すれば、生きがいについて、さわやかな満足感が得られる気がする。それは、

「第一に、どれだけ若衆を笑わせたか。若衆とは若い人のこと。
第二に、どれだけ若衆を立てたか。
第三に、どれだけ若衆を育てたか。
第四に、どれだけ若衆に大切な歴史や知恵を伝承したか。」

さて、世の老人の皆さん実践してみませんか。

平成二十六年二月十日、午後八時の開票と同時に、早々と出

口調査による新東京都知事の当確が決定した。

都民の良識が新都知事を選出した。少子高齢化の波は、人口一三〇〇万の東京都にもどっと押し寄せる。国も東京都と一体となって二〇二〇年のオリンピック、パラリンピック開催を支援する。

先進国は、いずこも医学の進歩と共に老齢化が進行する中で、特に進展の烈しい日本が、新しい老人層の息吹きを世界に示していきたいと思う。

お年寄りの不得意なもの

従来、医療機関内では携帯電話を使えなかった。ところが

「電波環境協議会」が、平成二十六年を目途に、医療機器から離れた病室や診察室、待合室での携帯電話の使用を、認める方向である、と報道された。誠に結構なことである。

友人のT君は、人工心臓の厄介になって久しいが、周りで携帯電話をかけられることになど、意にも介さない。昼と夕方の月二回の会合で必ず会っているが、今や仲間内でも最も酒を召し上がるし、元気そのものである。

かつて、平成十七年に、九人の仲間と一緒に台湾旅行をしたことがある。現地でマッサージを受け、身体に弱いところのある者との指摘を受けた八人は、皆、高価な漢方薬をすすめられたが、そのT君だけは、健康体であると太鼓判を押された。

さて、私は現役を退いて十五年以上経つが、今日は何日か、何曜日であるかは、サンデー毎日の日々になると、咄嗟に出ない日がよくある。

そこで腕時計を、昨年からソーラー発電電波時計に変えた。宣伝文句には、誤差はなんと十万年に一秒とある。八十四歳の私にとって、十万年は望んでないが、年寄りがつけるには大変便利である。曜日は日本文字で、日付も大きく鮮明で苦労しない。値段も腕時計にしては安く、手頃である。前にしていた腕時計は、自動巻きで、日付、曜日共に出たが、二、四、六、九、十一月は、一旦、三十一日を送ってから一日に右側の小さなねじを中間に戻して、（全戻しでは時分針が動く）調整しなければならなかった。

ところでこの電波腕時計は、面倒な点がまったくなく、満足していたが、二カ月程経った時、大変なことが起きた。時計のデジタル表示時刻は、正しく表示されていたが、朝八時数分過ぎにアナログ表示の針は、十一時頃を示しているではないか。

説明書をよく読んで色々と操作するが、どうしても直らない。説明書には、色々なケースの使い方が記述してあるが、とても私の手には負えない。意を決してメーカーに電話する。

親切な相談室案内嬢に、予め、私は八十四歳になるので、説明はゆっくり頼むとお願いし、電話で都合七回程、言うなりにあちこちをプッシュすると、正確な時分を示した。最後に彼女いわく「最近病院でX線等の検査を受けませんでしたか？」。

そこで、はたと思い当たった。二日前の病院の定例受診日に、久しぶりに胸部レントゲンと心電図の検査をしたのである。

いま一つ、私は、毎日の散歩に万歩計を必ず携帯する。今までの万歩計は、ベルトに挟むのが一般的であった。ところが週二回のフィットネス通いの日は、スポーツ着となるのでベルトがない。万歩計はズボンに直に挟むのだが、よく外れて落しやすい。

何かよい物はないかと探しているところに、時計に万歩計を搭載したものが通販にあり、すぐに購入した。これは面白いことに、夜間、トイレに行く歩数もカウントされる。落とす心配や持ち忘れはまったくないので大変満足している。病院の検査日には、必ず家に置いていくつもりである。

また私のパソコンは、以前は、ワープロ代わりに使用していたが、今ではまったく使わない。一般的に七十五歳以下の方は、大半の人が操れるが、七十五歳以上、特に八十歳以上になると十人中三人位しかパソコンを使えない。

そして年をとると体験するが、列車の中で弁当を買うと、その中に入っている極小のビニール袋の醤油と洋カラシが問題となる。年寄りは、このビニール袋のどこから裂けばよいかで悪戦苦闘し、ついには醤油なしや洋カラシなしのうらめしい食事となる。

八十三歳からの男性料理教室

著名人で料理を趣味としている方は多勢おられるが、私は料理教室に行くことが、永い間のあこがれの一つであった。たまたま、横浜市恩田地域ケアプラザに欠員があり、平成二十五年の四月一日、幸運にも入会できた。会員は新人の私を含め二十一名で、七名ずつ三班に分かれ、誰が命名したか知らないが、クッキングボーイズ組、おやじ組に、ザ鉄人組である。

各班がヘルスメイトの先生達の指導を受けながら料理を作り、皆で試食する。

月に二回の実習が待ちどおしい。六カ月の間に二回、食材購入の当番をする機会にも恵まれた。自宅の食材の購入は、すべて細君まかせであったが、以来、四、五軒のスーパーを見てまわるようになり、価格や品質等が自然に頭の中に入るようになった。料理は自分でやってみるとわかるが、夕食は何を作ろうかの企画から始まり、材料集め、料理に入る順序配置、手際のよい調理等、お年寄りにはいとも自然に入れる、身体と頭の体操である。

料理の大切さを度々述べておられ、またご自身でも実践されている作家の曽野綾子さんは、著書の中で、「台所は、分類と整理の実験場である」と述べておられるが、正に至言である。

現在は自宅から徒歩で行ける「あおば男の料理クラブ」に通っているが、何事も好きで取り組むことは楽しいに決まっている。

私ら年寄りでも簡単にできる、我が家のかくし料理「いもなます」を紹介する。

材料（二人分）

ジャガイモ　二個（大）
酢　大さじ１＋½
砂糖　大さじ１
醤油　大さじ１
サラダオイル　小さじ１
白ゴマ　大さじ１＋½

作り方

一　ジャガイモは皮をむいて横に五ミリ程の厚さに切り、縦に五ミリの千切りにして水に五分程つけておく。

二　沸騰したたっぷりの湯に、千切りジャガイモを入れ、かために茹でる。
千切りジャガイモは、腰折れしないシャキシャキ感を残すのがコツ。
三　ざるにあけ、よく水切りして、茹でたジャガイモの中にサラダオイル小さじ一杯を入れて、よくかきまぜる。
四　すり鉢に白ゴマを入れて、すりこぎで半分程度につぶす。
五　さらに酢、砂糖、醤油を加え、よくかきまぜた中にそのジャガイモを入れ、味が行き渡るよう箸でかきまわして完成。

酒やビールのつまみとして出しても喜ばれる。年寄りの副食として食べると、実にサッパリしている。

ジャガイモは一人一個（大）を標準とするが、若い人がいる場合は、量を増やす。

血糖値が高く砂糖が気になる人は、酢を多くして調整する。入れ歯の方は、ゴマ粒が歯にはさまるとかみにくくなるので、瓶入り練りゴマを使用するとよい。

年寄りの自作料理は、簡単にできることが第一である。

一般的にどこの家庭でも細君は、若い時代、壮年時代には、子供や亭主に喜んで食べてもらうことに生きがいを見つけているが、老いて、すべて卒業して二人きりになると、朝、昼、晩の三食の作業の時間が早く訪れるので、実はおっくうになってくることを理解してあげる必要がある。狭いキッチンで二人で料理をするのも、たまには楽しいものである。

第五章

私の健康法

私がひそかに実施してきた健康法

私は二十歳代の頃、鼻中隔湾曲症（鼻の中の骨が曲がっているために鼻の通りが悪くなる症状）の手術を受けたが、手術ミスで私の鼻の中は、牛のように中が抜けているそうだと、数年後に耳鼻科の先生から知らされる。

それが原因かどうかは別として、人並み以上に風邪にかかりやすいし、また冷たい空気が苦手である。

家の中であろうが外であろうが、五分間も冷気に接すると、必ず風邪気味になる。

今でも冬期に寝る場合は、細君手製の真綿の首巻きと、マスクを着用している。

また、寝てしばらく読書する癖があるので、これも細君手製の腕カバーをして本を見る。私なりに風邪退治に闘ってきた。

それでも八十歳を越え、相変わらず風邪に対する抵抗力は弱いが、継続は力となって、少しずつ我が身を支えてくれているのも事実である。

ここから、私が実践してきた健康法を紹介する。

①真向法体操

朝起きると、寝巻きのままですぐに真向法体操をする。所要時間は約十五分で、次の動作の四つを二回繰り返すだけだ。
a　両足を腹の方向に引けるだけ引いて背すじを伸ばし、十回

真向法体操手順

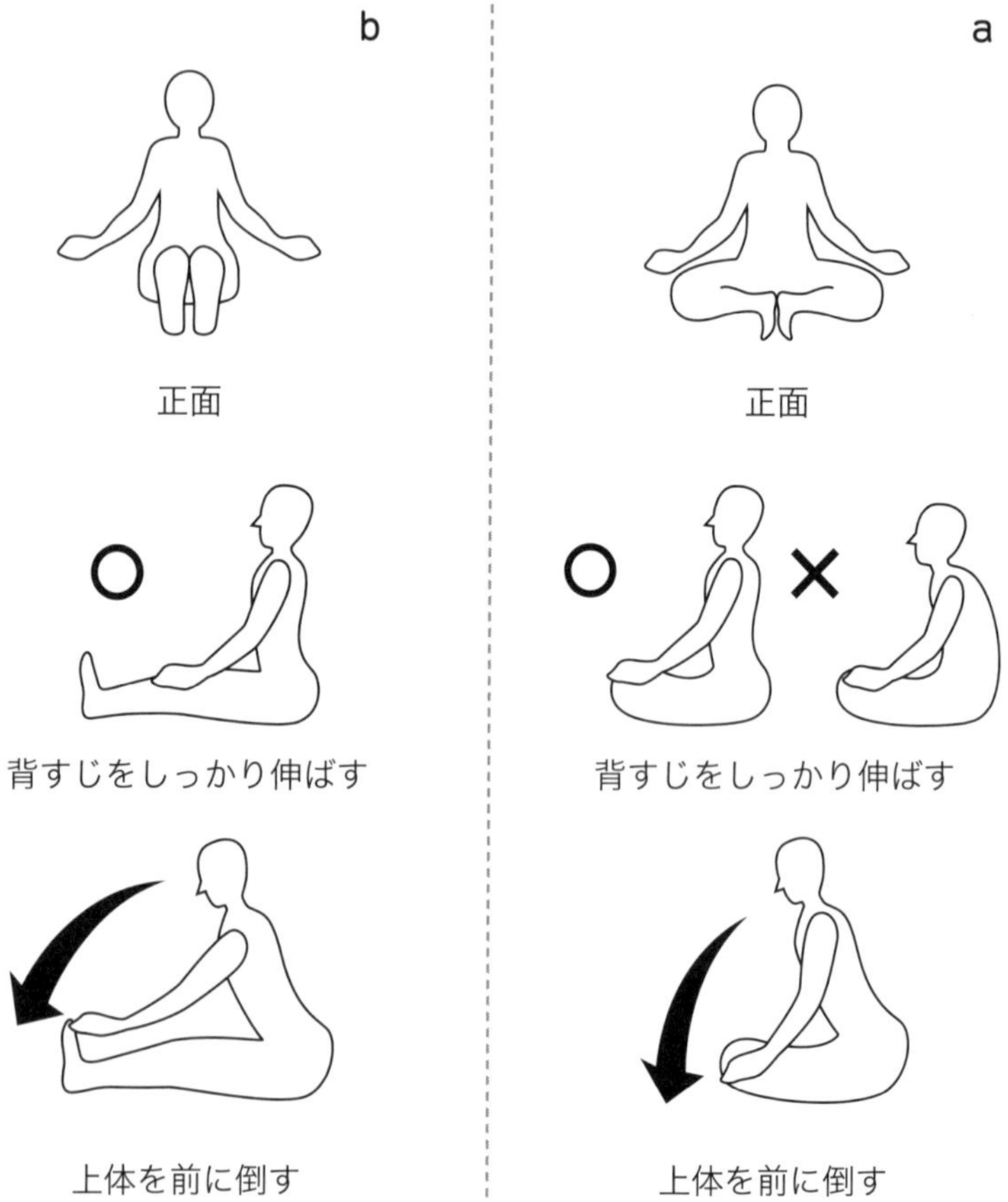
a
正面
○
×
背すじをしっかり伸ばす
上体を前に倒す
b
正面
○
背すじをしっかり伸ばす
上体を前に倒す

c

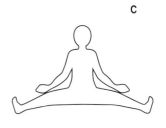

正面

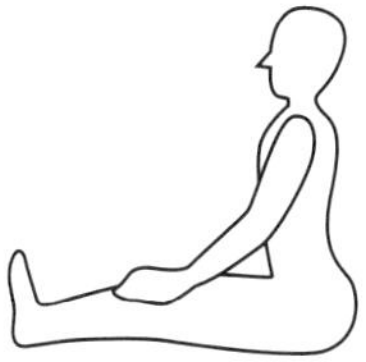

背すじをしっかり伸ばす

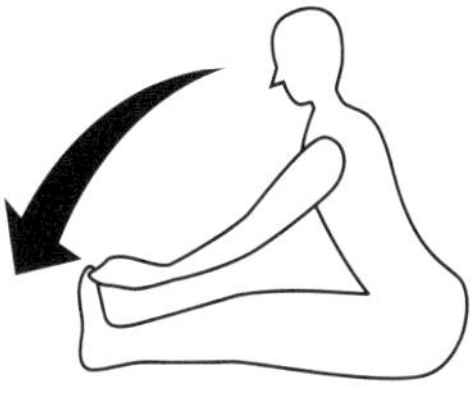

上体を前に倒す

d

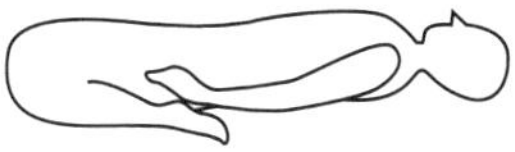

両足を折って仰向けに寝る

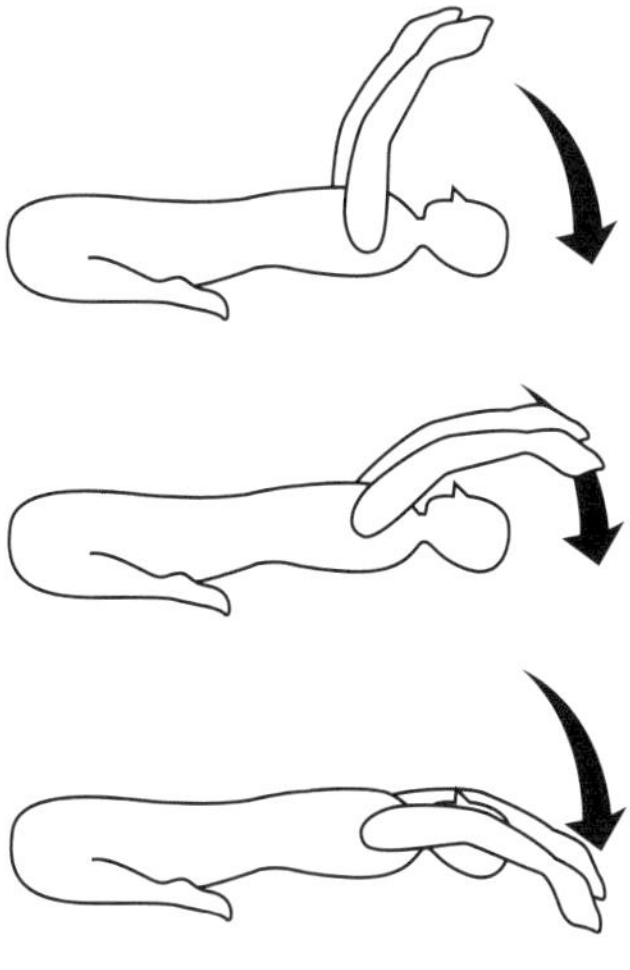

腕を頭上に伸ばす

前に曲げる。これを二回繰り返す。背すじをできるだけ伸ばし、床に着くまでの気持ちで前に曲げる。十回を二回繰り返す。

b 両足をそろえて床に座る。背すじを伸ばして前に倒す。十回を二回続ける。足を伸ばして、背すじを伸ばし十回、手は両足の上で伸ばす。背中が伸びたまま頭が床に着く感じ。

c 床に座り、両足をできるだけ開いて、前に十回倒す。背すじを伸ばし、頭を床に着ける感じでこれを二回繰り返す。

d 割り座。両足を折ってあお向けに寝る。尻を両足の間に落とす。腕を床の上で頭上に伸ばして十回、下に下ろして十回やる。

どれも急に激しくやらないこと。一回に一センチずつでも前進することを心がける。割り座も両足を折った形の間にお尻が落ち、床に着く形になるので、慣れるまでは座布団を入れて練習するとよい。

公益社団法人真向法協会

〒150-0036 東京都渋谷区南平台町13-16

電話03-3461-4556

②続いて行う朝の体操

a 仰向けに寝て両肩を床につける。左膝を曲げ、両手を回し、膝が胸に近づくようにぐっと力を入れる。次に左膝を右肩方向にぐっと引き寄せる。この時、両肩は床から離れないで少しずつ両手の力を加える。

この時、一から十まで念ずるように数え、さらに同じ動作を繰り返し、一から十まで数える。

次に同じ姿勢で、今度は右膝を曲げ、両手を回し、次に両手で左肩方向にぐっと引き寄せる。

この時、一から十まで数え、さらに一から十まで数える。

b

仰向けに寝たまま左膝を曲げ、右足を左の太ももの上に持ってくる。次に両手を左膝の前に回して抱え、手前にぐっと引き寄せる。この時、数を一から十まで数えながら力を入れて手前に引く。さらに一から十まで数える。次に同じ

続いて行う朝の体操

a

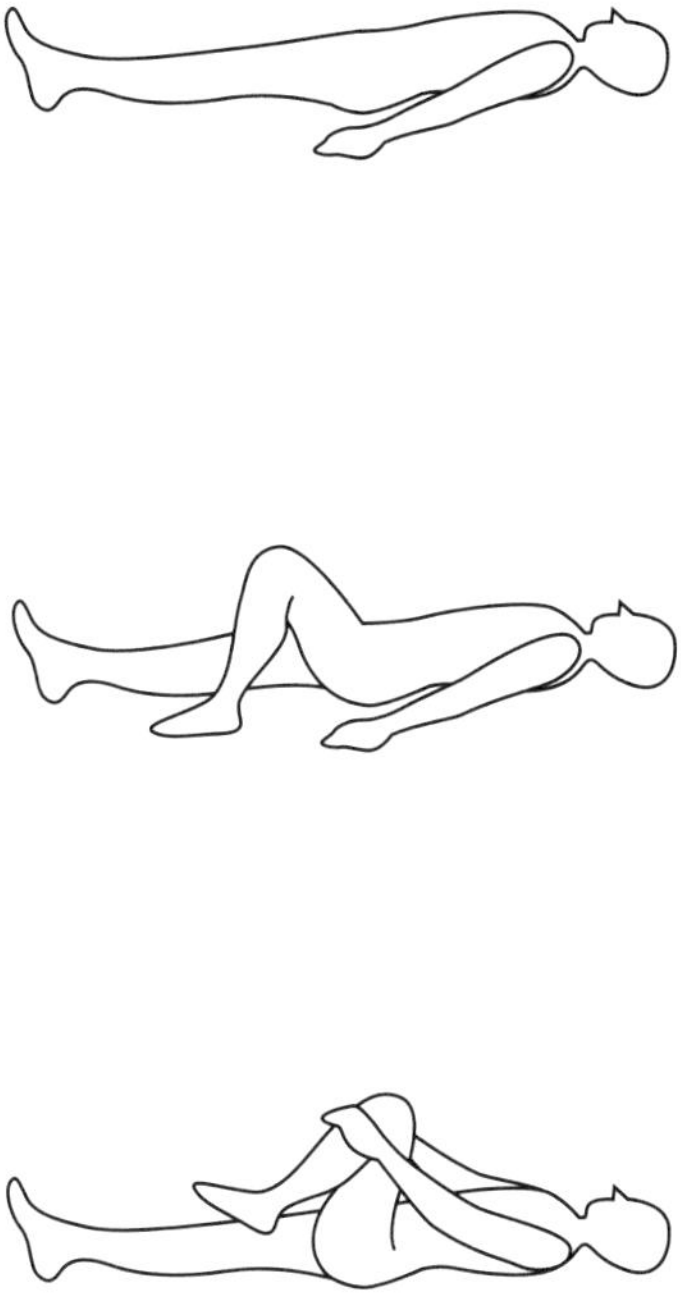

b

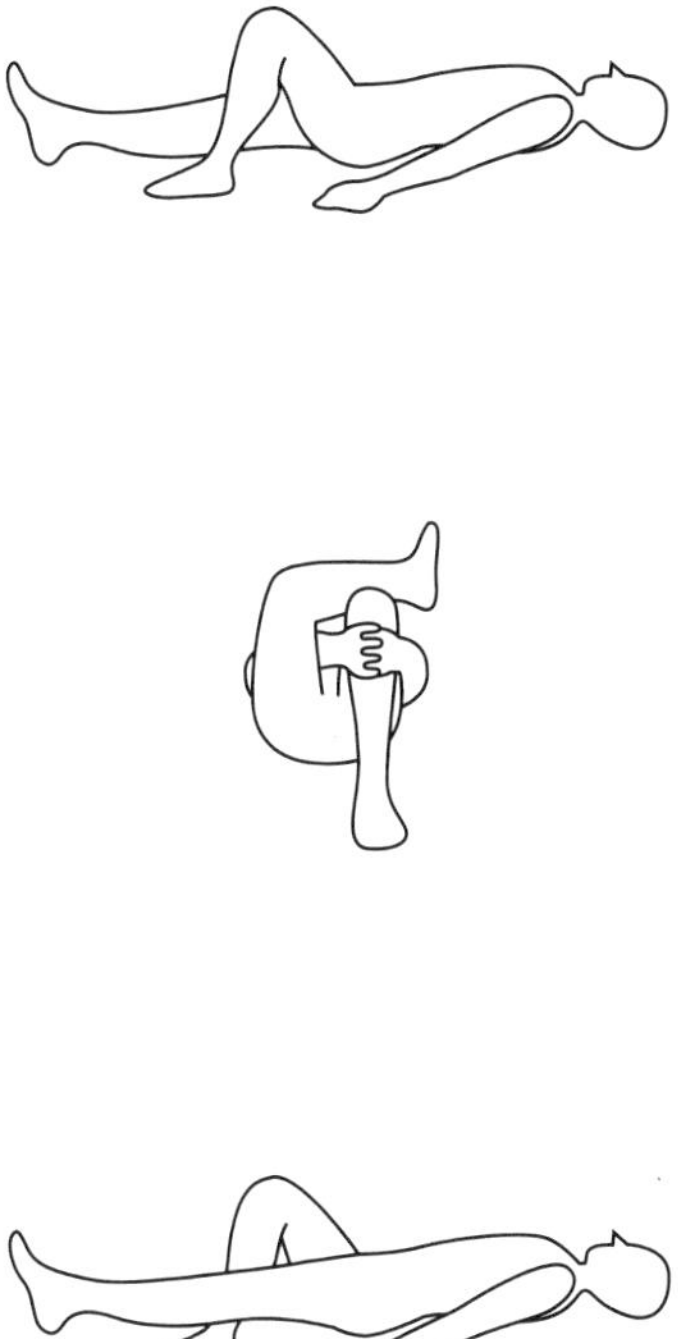

姿勢で、今度は右足を膝で曲げる。左足を膝で曲げ、左足首を右足膝の上に持ってくる。次に右足を両手を回して抱え、手前にぐっと引き寄せる。数を一から十まで数えながら力を入れて手前に引く。さらに同じ動作を繰り返しながら一から十まで数える。

c 仰向けに寝て、左手を胸に乗せ、次に右手を左手の上に乗せる。両足をそろえて膝で曲げ、両足を上げると同時に肩と頭をできる限り上に上げながら、数を一から十まで数える。両足・頭の力を抜いて寝た姿勢に戻る。同じ動作を二回、数を十まで数えながら繰り返す。

d あぐらの姿勢で背すじを伸ばして座わり、両手を肘で曲げ、前にさし出す。肘を胴体につけたまま両手を右左に開

c

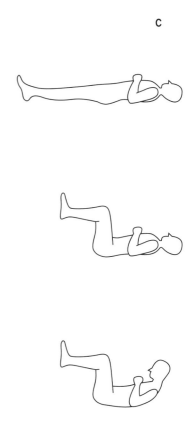

d

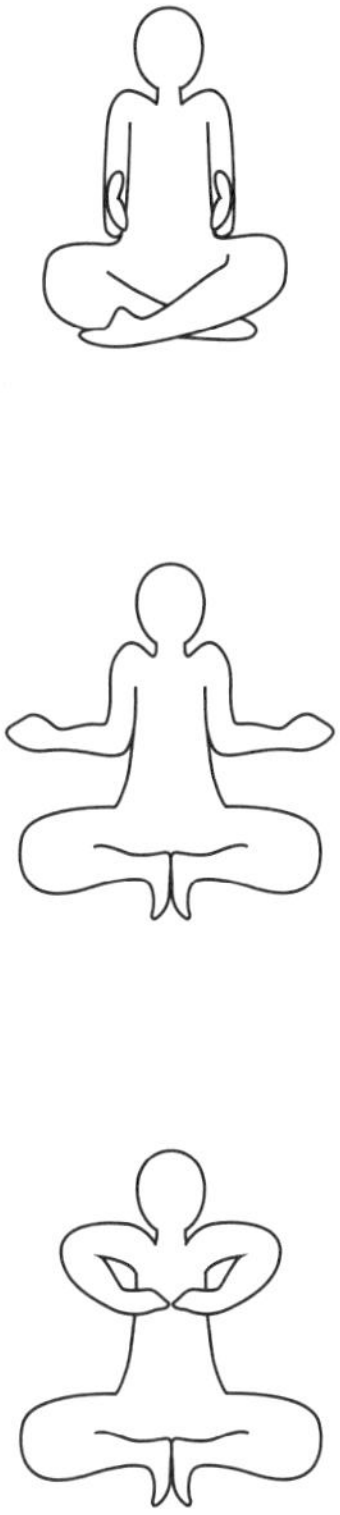

く。この動作を十回行う。

次に両手を水平に十分に上げ、肘を曲げて両手を胸の前に持ってくる。この動作を十回行う。

e

事前に肩巾位の軽い棒を用意する。新聞紙を広げて、そのまま端からかたく丸めて、棒状にしたものでも代用できる。

あぐらの姿勢で背すじを伸ばし、肩巾の棒を最初は頭の上に、さらに腕を伸ばして上げる。この場合、背すじと両腕の線は一線になるようにする。頭上に腕を曲げて頭の位置に戻す動作を十回する。

f

あぐらの姿勢で背すじを伸ばし、棒を頭上に伸ばして止める。次に腰を動かさないで左いっぱいに曲げる。次に右い

e

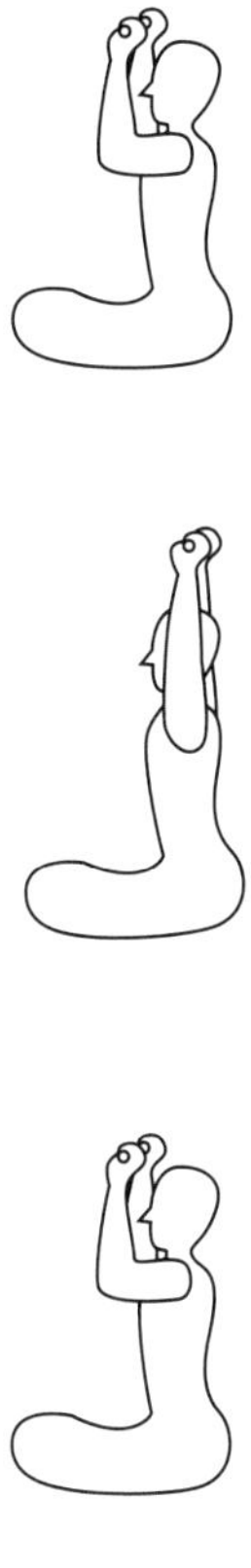

f

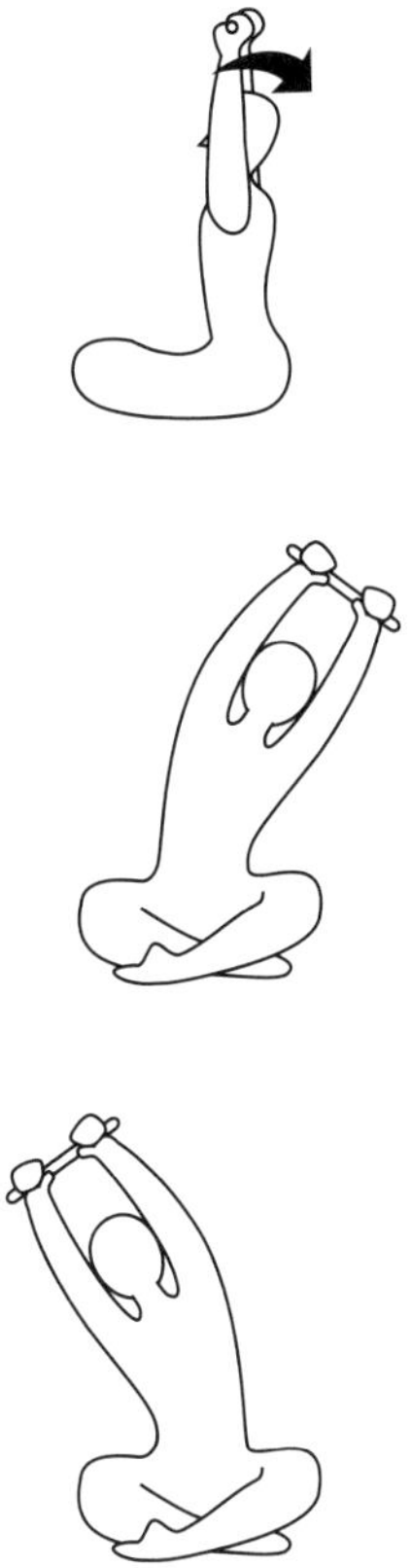

っぱいに曲げる。これを左右十回ずつ行う。

g　あぐらの姿勢で背すじを伸ばし、頭を前に曲げる。次に頭を後ろに曲げる。十回前後する。

h　あぐらの姿勢で背すじを伸ばし、頭を左にいっぱいまで十回回す。次に頭を右にいっぱいまで十回回す。

i　あぐらの姿勢で背すじを伸ばし、頭を前に曲げ、左回し十回、右回し十回行う。

g

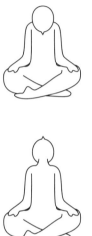

h

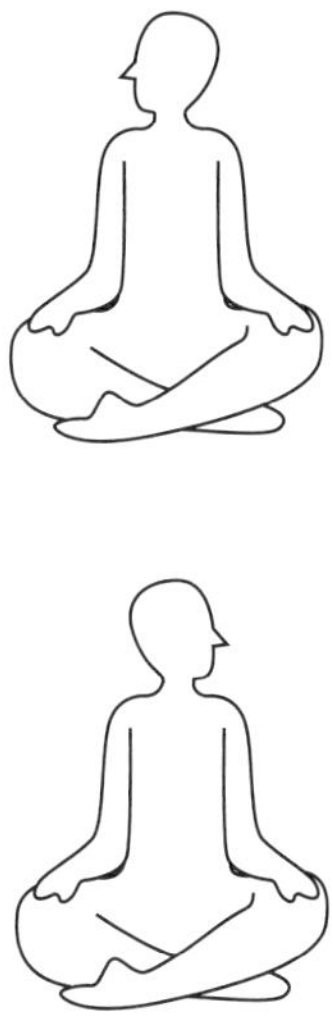

i

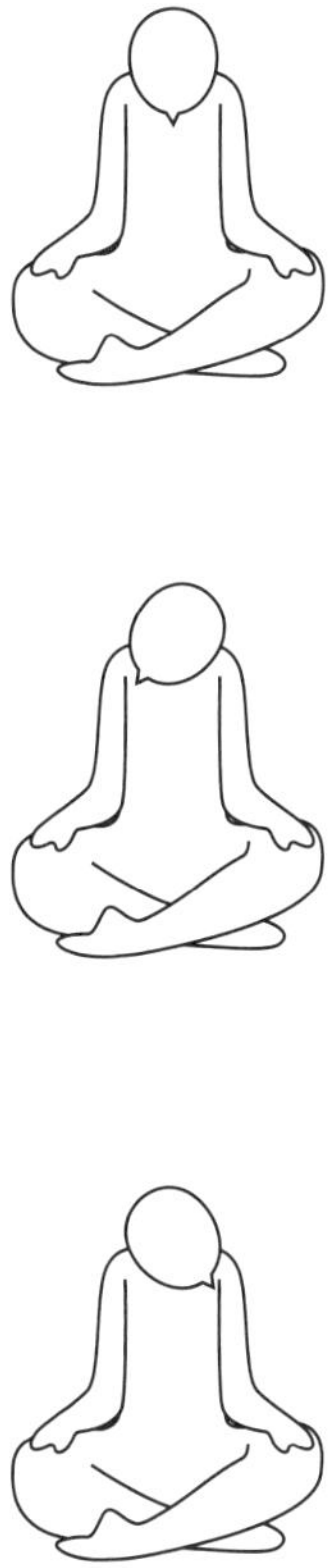

る。

③五本指の靴下

健康に役立つことで、自分に合うものはなんでも実践している。

五年前から、特に外出の必要がある場合を除いて、靴下は五本指に分かれているものを夫婦ともに常用している。したがって、室内ではスリッパではなく布で編んだ草履を常用している。

朝起きた時、真向法体操をやった後、両手で足の指を一本ずつ前後に曲げると、足の血行や、自然な足の踏ん張りに役立つ。

※布草履は、東急東横線自由が丘駅のひかり街「手づくり工房せきぐち」で販売されている。

④片足立ち

案外やってみると、できないものである。目を開いたまま片足立ちを一分間やることは、最初はなかなか難しいものである。

これも真向法体操と同じ、毎日十秒でも二十秒でもやると、少しずつできるようになる。最初は、壁か机の上に軽く手を触れて始めるとよい。よろめいた時、転倒して何かにぶつからないように注意してやること。

片足立ちを左右、一分ずつ、一日三回やると、毎日約一時間分の散歩量に匹敵するともいわれる。

バランス感覚、お年寄りに多い転倒防止に非常に役立つ。少し上達すると、ズボンをはきかえる時、自然に立ったまま片足ずつ下ろし、また、はくことができるようになる。

⑤つま先立ち

老齢化すると、括約筋がゆるんで、尿もれ等の原因になりやすい。電車に乗った時、できれば両手でつり革を握り（片手でもよい、よろけ防止なので）、つま先立ちを普通電車で一駅間をやりとげれば、立派に効果がでる。

通常、都心の駅間は私鉄で一分〜二分位かかる。この時、肛門を閉める感じでやるとよい。電車を利用しない方は次の練習を繰り返すとよい。壁に向かって両手を肩幅で軽く触れてつま先立ちする。また机に軽く手を添えて、つま先立ちの練習でもよい。

⑥寝るだけでストレッチ効果のある枕

年をとると姿勢が前かがみになりやすい。この枕は、首筋と両肩が正しい位置にあるかどうかを確かめれば、寝ている間に、まっすぐ、胸を開いた姿勢に矯正してくれる。インターネットでも購入できる。

第六章

八十四歳・再々度の闘病生活

平成二十五年の夏は、東京、横浜ともに、猛暑日が毎日続いた。四国の四万十市は、四十一度という史上最高気温を記録した。

我々年寄りにとっては、温度差の激しいこの夏は、まったく身体に堪えられない日々の連続であった。私もややくたばり気味で、この夏を過したものだ。

十月になって、天気の非常によい日に庭に出て、植木の差し替えをやってみようと思った。

東側にあるスキミヤの苗木を掘り出して、西側にこれを移し替えようと思った。

若い頃は、植木いじりが大好きで、苗木を植え替える時には、深く、大きく掘って、根を切らずに底まで持ち上げ、移し替えることができた。しかし、さすがに年をとると、それもできず、苗木の周りを小さなスコップで丸く堀り、苗木を揺さぶりながら、どうにか抜けるような状態になった時、力をいっぱい込めて苗木を引き抜いた。と、その時いっぺんに力が抜け、眼の前が真暗になり、失心し、庭石の上に尻餅をついたような格好になった。

それから眼をあけると、移し替える東側より、季節外れの大きなアゲハ蝶が、一匹飛んできて、私の頭の上を二回程旋回した。

蝶は静かに、お迎えに参りました、と言ったような気がした。私は、右手を大きく振って「違う違う、俺はまだまだ元気だ、生きているぞ」と言うと、蝶は大きく上の方へ、裏から遠くへ去っていった。

私は、日中なんとなくソファで、ウトウトしながら横たわっていると、天国との境目をフワフワと歩いているような、実に心地よい気がすることが、月に二、三回ある。

あれはなんだか知らないが、ああいう時に天国に旅立てれば、非常に穏やかに往生できる。そのことを細君に話すと、細君も同じことを体験したことがある、と言っていた。

年寄りと闘病生活

平成二十六年、今年も元気に頑張るぞ、と年頭に誓い、まずまず元気に過していたところ、とんでもないことに襲われる。

あれは二月中旬のこと、右肩が大変痛むので、整形外科に診てもらった。ちょうど二月末の二十八日になって、右腕の上部から手のひらまで、水泡が一斉にできた。整形の先生から、「これは帯状疱疹ですよ、皮膚科の専門医を尋ねなさい」と直ちに言われ、まだ午前中だったので、近くの昭和大学病院皮膚科で診てもらったところ、正に帯状疱疹と断定された。

帯状疱疹とは、俗に言う水ぼうそうとまったく同根であり、ヘルペスウィルスのいたずらによって発症する病気である。大半の人は、若い時に水ぼうそうに集団、または知らないうちに感染して、大人の大多数は、帯状疱疹に対する抗体を身体に持っている。

昭和大学病院にぜひ入院させてほしい、と許可を得て、八日間入院した。入院中にこの水泡が全部ただれてしまったので、毎日一回、薬を塗り替え、右腕のつけ根から手のひらまで、包帯をグルグル巻きにし、入院生活を送った。

この間、病院の中には、正に年寄りの集団が入っているような部屋もあり、病院の看護師さんは、そういう大部屋になると、かえって活気づき、大変さわやかな、優しい言葉で応えていた。

八日間の入院生活が終わって、退院後、三日目頃から痛みがひどくなり、俗に帯状疱疹の痛みとは、よく聞いていたけれど、いざ自分がなってみると、痛みの極致の時には、悲鳴が上がった。

この野郎とか、いててとか、汚い言葉を吐き出すと、痛みが和らぐことがわかる。眼を開いているより、眼を閉じてそういうことを叫んだほうが、痛みが和らぐことがわかる。

入院時の帯状疱疹の出来物は、十日目頃から腕のほうはほとんど軽くなったが、手のひらだけは痛みと腫れが残る。右手にジーンとくる痛みに声を上げざるを得ない。

昭和大学病院で紹介された、近くのペインクリニックに行くと、痛みを止めることをすすめられた。

そこで首の神経に直接ブロック注射をする体験をした。以後は、近所の田園都市整形外科クリニックで、マッサージとともに治療をお願いした。

以上の入院から退院、そして通院した五カ月間、右腕は三角巾で吊って、痛さのため動かさないように注意してきた。

その反面、今度三角巾を外すと、ダランと下に下がって、手首と関節のそれぞれの機能が、まったく用をなさない。これを回復させるために、痛い右手を専門家に、曲げ伸ばしマッサージしてもらう以外、方法がなくなる。痛い所を自分で悲鳴をあげながら揉むという、大変矛盾した、年寄りにとっては、意地悪な病気であると思う。

その頃、田園都市整形外科の若い作業療法士さんと、次のようなやりとりをした。

私が、「あなた達は、何を生きがいにしているのか」と聞いたところ、その青年は、「人に喜んでもらえることが、一番の生きがいです。私自身の仕事はまさに、そういう職業です」とのこと。青年の答えは、立派なものだと思う。

また、青年は私に、このような質問をした。私が前に書いた本が販売終了となり、新しい本を書こうという気持ちがあったことをすでに聞いていたのか、「今は、帯状疱疹で痛いけれど、その症状が治ったら、あなたはまた本を書くのですか」と。私は、「身体が元気な時、フィットネスと散歩で、老人ながら生き生きとして動けた時なら、十分書こうという意欲を持っていたけれど、まだ右手や関節や肘も完全に治るかわからない状態で、そんな前向きな考えを持つことは、とてもできない。むしろ絶望に近いような体験をしつつある」と言った。

青年いわく、「人生で絶望は何回でも起るのではないか。それを乗り越えてこそ、立派な生き方をしている、と言えるのではないか」。

何かこの治療を通して、人生観において、青年が、私を諭しているような気がしてならなかった。

私のように、年寄りになって罹るヘルペスウィルスは、悪性で、大変治りにくく、耐えられないほどの激痛を伴うのが特徴だ。身体に、少しでも汗ものような湿疹ができたら、一日も早く皮膚科か内科に行き、帯状疱疹と認定されたら、早めに治療を受ければ、後で苦しんだり、長引いたりしないですむ。このことを本書を通して、ぜひお年寄りの皆さんに幅広く知ってもらいたい。

帯状疱疹は、ごく軽度に終わる場合と、私のように重症になる場合と、色々な症状がある。

年寄りのつぶやき

今日、六十五歳以上の人口が三三〇〇万人、総人口の二十五%をこえる時代となり、色々な問題を抱えているが、これからの日本は、この老齢化という大きな問題、まずこれを乗り切っていくことが、第一の試練となってきた。

お年寄りの生き方について、私自身は次のように思っている。

①どんな環境にあっても、自分が逝くまでは、元気で生きることが大切であると思っている。

今回も右手の機能をなくし、八十四歳になって帯状疱疹という厄介な病気と闘ったが、これを以て、だめだ、というような考えを持ったことはない。右手が使えない時には、左手が使えると思ったし、また自分で色々工夫したものだ。

私自身、手抜きをして、ただ座っていれば、一日を終わることはできるのだが、朝起きてから、夜寝るまでに、左手一本で生活するには、難しいことがいくつか起きる。しかしこれを克服すると、新しい道が開けることも事実である。

例えば、食事はすべてスプーンとフォークのみでこなす。ごはんはフォークで食べられるが、おかずによっては、なかなか最後のものが、取りにくいことが多々起こる。何回となく失敗していると、細君がそれを見て、食べるものをスプーンに入れてくれる。それを口に運ぶこともあったが、食事は十割方、自分の力でするように努力した。めざしをフォークで突き刺して食べるのは、いささか滑稽だが、口に入れれば、中味としてまったく変わらない。

食べることは、毎日の繰り返しで、段々うまくなっていく。

②人間どんな状態におかれていても、プラスの思考を捨てないこと。例えば高価なウイスキーを八分目まで飲んだ時に、あとまだこれだけあるぞと考えるか、もうこれしかないと考えるか、その差である。長い人生において、何回となく遭遇する問題である。

ワラ一本でも残っていたら、希望を捨てないことが大切である。

③お年寄りは、なるべく沢山の知り合いを作っていくことを心がけたい。現役時代は同じ会社あるいは同じ職場など、社会でいろいろな人達とつながりができたと思う。ある時代は、対人関係が面倒になって、自分だけでやればよい、と考えるかも知れないが、年をとってからは、いつ自分が孤立した生活になるのかもわからない。人は自治体でも、あるいは仕事のグループでも、なんの問題でもよいから、沢山の人達と連携できるように心がけることが、大切である。

④年寄りは、周りを見回して、触れ合うお年寄りを見つけた

ら、できる限り親切に付き合うことを心がけることが大切である。お年寄りは、元気いっぱいの人から、寝たきり老人まで差が激しい。電車の中などでは、年齢ではなく、元気度で席を譲ることが、必要である。年をとった仲間に、絶えず同じようなやさしい気持ちで接することが大切である。

⑤お年寄りは、すべてに感謝の気持ちを持って接し、腹を立てないことが大切である。腹が立った時には、大きく胸いっぱい空気を吸って、口先をつぼめ、細くゆっくりと息を吐きながら、腹立ちさが消えていく、消えていく、とつぶやくとよい。不思議に落ち着くものだ。

⑥お年寄りは、せっかちにならず、あわてないように、心がけることが大切である。せっかちやあわては、転倒事故の原因になりやすい。またせっかちやあわてる気持ちが芽生えた時は、例えば、予め「急いては事を仕損じる。急がば回れ。短気は損気」等、自分に適した言葉を決めておき、二回、口の中でつぶやくとよい。

⑦年寄りならば、当然、老化と共に行動範囲や旅行などに制約を受ける。一方、年寄りと言われながら、元気で世界を飛び回っている老人もいる。そのような人は、是非、その態勢で進めてほしい。

老人は、年をとるにしたがい、ますます色々な好奇心を頭の中でよいから、ふくらませていくことが大切である。そうすると楽しさが湧いてくる。

以上、七項目、老人の生き方について、私の独りよがりであるかもしれないが、私のつぶやきである。

八十四歳の大病で知ったフィットネス（筋トレ）の重要性

私が再起しようという気持ちになった原動力は、細君の励ましにあった。朝起床すると、パジャマから普段着に、夜は普段着からパジャマに着換えるが、この作業は、細君がいなければ、何一つできなかった。また病状が回復せず、悲観的になった時も、細君の叱咤激励によって向かう気持ちにさせられた。

この病気を通じて、老々看護の大変さのはしり部分を実感し、体験した。

また、この七カ月を通じて、時たまあった口げんかも遠くの国に忘れ去り、夫婦は、水彩画で描かれた春の青空のようになった。

その色は、青と白が混ざり合った春の青空のように、うららかで、ほのぼのとしたものに次第になっていった。

いま一つ、三カ月の間、好きなフィットネスと散歩は、まったく休業した。ところが、この間の身体を支えた基は、フィットネスの稽古の積み上げである。闘病生活の間でも、二階に上がる階段を軽やかに上下していた、と細君が驚いていた。

フィットネスに通われる皆さんは、このような時にこそ、大いに筋力強化の積み上げ効果が出て、寝たきりを防ぐことができる。私がフィットネス（筋トレ）の効果を実証した。

私自身、振り返ってみると、自宅寝室で、痛い痛いと悲鳴を上げている時、室内に飾ってある親父、お袋の遺影に向かって、もうそろそろ、そちらに行こうか、と尋ねると、親父はそっぽを向いてしまう（実際には、写真の眼が横を向いているので、そう見える）。

母親は、いつも変わらぬ笑顔で私を見つめ、「國芳、つまらんことを考えずに、がんばりなさい」と叱咤激励してくれた。まだまだこれからも生きなければ、と思った。

また、「はじめに」を書いていただいた知人の永利さんからも、度々激励された。

さらに、顔見知りになるにしたがって、田園都市整形外科の池田院長はじめ、院内の全員が、応援してくれるような雰囲気だった。

幸せな人生は「筋トレ」から

私自身八十四歳となり、極限の苦痛、希望と絶望、左手だけの生活等、約七カ月続いたが、この体験は、三年分に匹敵する体験だった。

毎年、厚生労働省は、「敬老の日」の前日、百歳以上の高齢者実数を発表する。平成二十六年度は、今まで最多の五万八八二〇人だという。

実は、百歳以上が五万人を超えても、実態は、この八割が寝たきり老人である。考えると、長寿は、果たして幸福であるかどうか。筋トレをする人は、長寿になっても幸福である。なぜなら身の回りの世話は、自分で処理し、自主的に考えることができるからである。

右手がどこまで回復するかと念じながら、平成二十六年九月五日より、田園都市ケアプラザ（デイサービス）に、通うこととなった。

本冊子が上梓される頃には、結果がはっきりすると思うが、よき日が来ることを楽しみに筆を置く。

実践編

田園都市整形外科メディカル・フィットネス
中村彰宏

メディカル・フィットネスのススメ

メディカル・フィットネスとは医療機関が運営する運動施設、もしくは医療的要素を取り入れた運動施設です。都道府県が医療法人に認可する医療法第四十二条施設や、厚生労働省が認可している運動型健康増進施設などがよく知られています。これらの施設では健康増進、疾病の予防や改善のために有酸素運動及び筋力強化運動等が安全に行えるマシンが配置されています。医療との連携のもと、健康運動に熟知した健康運動指導士が指導にあたります。

田園都市整形外科に併設されたメディカル・フィットネスは医療法第四十二条施設に該当します。腰痛、膝痛、五十肩などの整形疾患や高血圧症、高脂血症、糖尿病などの生活習慣病を持った利用者を対象に、さまざまなトレーニングマシーンや器具、または自分の身体を用いて、心肺機能のトレーニング、筋力トレーニング、柔軟性を向上させる体操を指導しています。疾患・疾病、既往歴、痛み、運動歴、職業、ライフスタイル等の情報を考慮して、個人個人の身体状況や体力レベルに適したプログラムをご提供しています。

当メディカル・フィットネスで井原さんがトレーニングを始めたのは平成二十一年七月です。胸部上皮癌で右の肺をほとんど切除した状態で、胸苦しさを解消するために、医師に下半身を鍛えることをすすめられたことがきっかけでした。固定式自転車と筋力強化マシンを中心に、週二回のトレーニングを行ったところ、三カ月ほどで胸苦しさから解放されました。基礎体力がついたところで六〇〇〇歩のウォーキングも毎朝継続したところ、半年後には膝痛や腰痛も改善し、残尿感や頻尿も克服されました。さらに今回、帯状疱疹とその後遺症で三カ月の間、散歩とトレーニングをお休みされていましたが、階段を軽やかに昇り降りできるほど脚力を維持されていました。

このように運動療法は適切に行えば、どなたでも心肺機能が向上し、脚力が強化され、バランス能力が改善し、日常動作が楽になります。皆さんも一緒にいかがですか。

日本健康スポーツ連盟では、ホームページや電話で全国に約三四〇ある運動型健康増進施設のご案内をしています。その中には、運動療法を実施し、その利用料金が医療費控除の対象になる指定運動療法施設も含まれています。

医療法第四十二条施設は都道府県の管理下にありますが、運動型健康増進施設が兼ねている場合もありますので、運動療法に関心のある方は連盟の担当スタッフにご相談ください。

公益財団法人　日本健康スポーツ連盟（担当／田中）
〒111-0053　東京都台東区浅草橋4-9-11
大黒ビル3階
電話03-5809-1807
www.kenspo.or.jp

この実践編では、当施設で行っているトレーニングを、有酸素運動、筋力強化運動、柔軟体操の順にご紹介します。

有酸素運動

有酸素運動とは、ウォーキング、サイクリングなど、全身の大きな筋肉を繰り返し動かして、長い間継続して行う運動のことで、主に心肺機能を改善する運動です。

心肺機能が向上すると、身体により多くの酸素を取り込むことができ、息切れしなくなり、歩くのが楽になります。

また、取り込んだ酸素によって、たくさんのエネルギーを消費するため、内臓脂肪の減少に貢献します。高血圧、糖尿病、高脂血症などの生活習慣病の予防・改善が期待できます。

当施設で使用している有酸素運動のマシンをご紹介します。それぞれ異なった特徴を持っています。

①自転車エルゴメーター（固定式自転車）

サドルに座ることによって体重が支えられるので、膝痛などの整形疾患がある方も、関節に大きな負担をかけることなくトレーニングできます。ペダルの重さを調整でき、低負荷から行えるので、有酸素運動を初めて行う方に最適です。心肺よりも太ももが疲労しやすく、脚力の強化にも効果的です。

自転車
Cateye Ergociser EC-1600

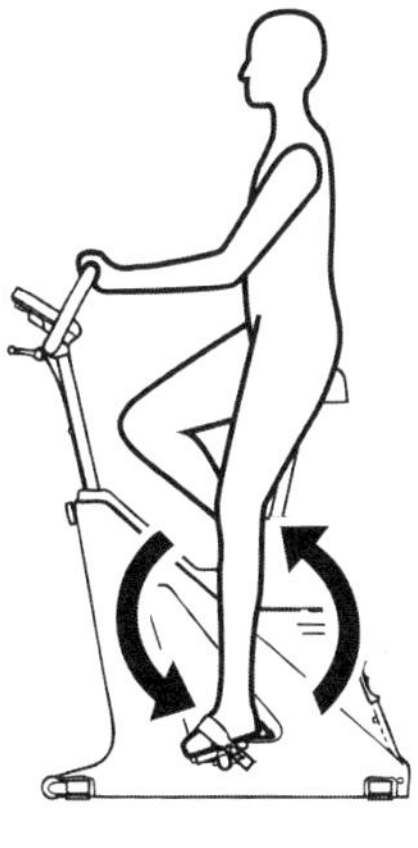

②ステアクライマー

階段の昇り降りに必要な脚力や心肺機能を、膝などの関節に大きな負担をかけることなく、実際の動作にもっとも近い形で強化することができます。両足を乗せているプレートが落ちていくスピード、足踏みの上下幅を変化させることによって、運動の強さをコントロールします。

ステアクライマー
LifeFitness 955i

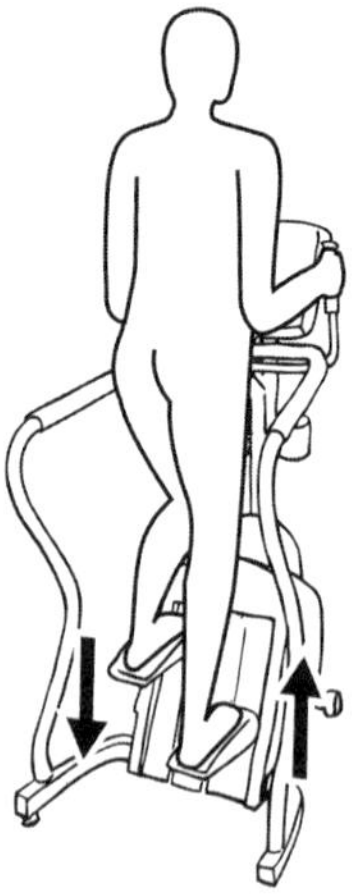

③クロストレーナー

走る動作に近く手足を同時に使用するので、他の有酸素のマシンより心肺により多くの負担がかかります。両足が常にプレートで支えられているので、実際のランニングよりも膝などの関節にかかる負担は少ないです。ある程度心肺機能に自信があり、たくさんのカロリーを消費したい上級者向けの種目です。

クロストレーナー
LifeFitness 95Xi

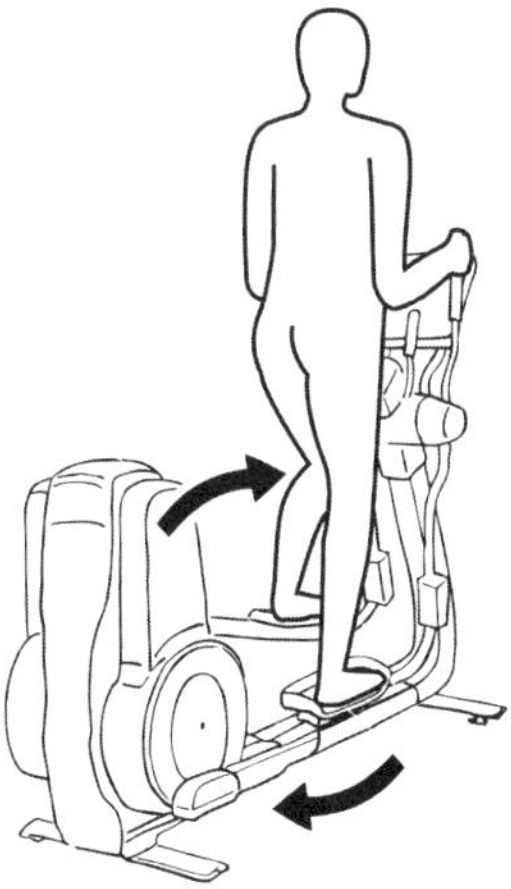

有酸素運動では**きつさの感覚**、**呼吸の状態**、**目標心拍数**の三点を参考にして運動の強さをコントロールします。

きつさの感覚とは、身体を動かしたときに、自分自身で感じる運動の強さのことで、最初は「楽」から始めて、慣れてきたら「ややきつい」を目標にします。

呼吸の状態は、息切れすることなく、他の人とお話しできる程度が目安になります。

目標心拍数とは、運動の際に目安にする心拍数のことです。目標心拍数早見表を参考に、自分の年齢と安静時の心拍数から該当する欄を見つけてください。運動をこれから始められる方は、波線の左側の値を目安に、運動に慣れた方は徐々に目標心拍数を上げて、右側の値を目標にしてください。

目標心拍数早見表

安静時心拍数	年齢		
	60歳	65歳	70歳
55拍	108～134	105～130	103～126
60拍	110～135	108～131	105～128
65拍	113～136	110～133	108～129
70拍	115～138	113～134	110～130
75拍	118～139	115～135	113～131
80拍	120～140	118～136	115～133
85拍	123～141	120～138	118～134
90拍	125～143	123～139	120～135
95拍	128～144	125～140	123～136
100拍	130～145	128～141	125～138
安静時心拍数	年齢		
	75歳	80歳	85歳
55拍	100～123	98～119	95～115
60拍	103～124	100～120	98～116
65拍	105～125	103～121	100～118
70拍	108～126	105～123	103～119
75拍	110～128	108～124	105～120
80拍	113～129	110～125	108～121
85拍	115～130	113～126	110～123
90拍	118～131	115～128	113～124
95拍	120～133	118～129	115～125
100拍	123～134	120～130	118～126

＊数値はカルボーネン法を用いて50％と75％の運動強度の目標心拍数を算出

目標心拍数は個人差もあるので、あくまでも一つの目安とし、**きつさの感覚的**や**呼吸の状態**をより重視して運動の強さをコントロールします。特に降圧剤でベーター遮断薬を内服している場合は、心拍数が薬によって抑えられているので、心臓に過度な負担をかけないように注意が必要です。

安静時心拍数は自動血圧計などでも表示されますが、自分で測定する場合はイラストのように、安静時に手首の手前の親指側の拍動を感じるところに人差し指、中指、薬指の三本指を置き、十五秒間測定した数を四倍して数値を求めます。

ウォーキングなどで運動中に心拍数を確認したい場合は、一度足を止めて、その場ですぐに十五秒間測定した数を四倍し、**目標心拍数**と比較して運動の強さをコントロールします。

筋力強化運動―トレーニングマシン

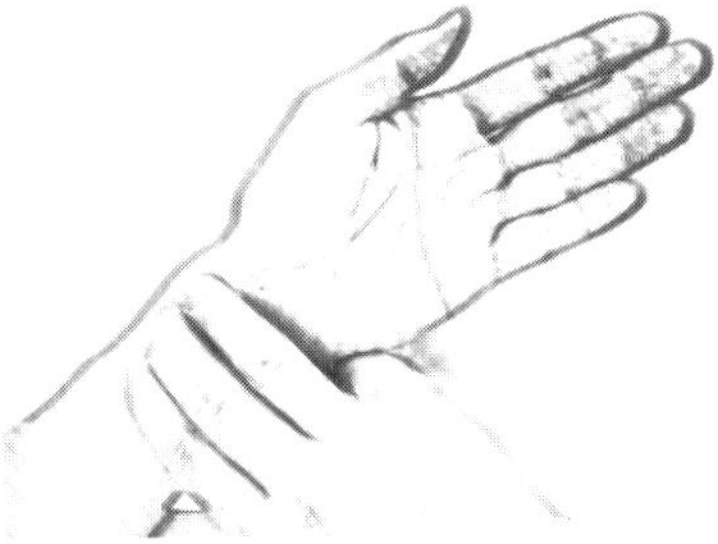

年齢を重ねると、特に足腰が弱くなり、日常の生活活動に支障をきたすようになります。適切な運動を行なえば、年齢に関

係なく筋力を強化することが可能です。階段の昇り降りが楽になり、歩幅が増え、早く歩けるようになります。

当施設では平らに積み重なった金属のプレートにピンを差し替えて負荷を調整するウエイトスタック式のマシンを使用しています。マシントレーニングにはさまざまな利点があり、リハビリテーションや中高年者の筋力向上に適しています。

マシントレーニングの長所

・座って行うので転倒の可能性がない
・ウエイトなどの落下の危険性がなく安全性が高い
・ピンの抜き差しにより容易に負荷の設定ができる

・軽い負荷から無理なく行える
・動作の軌道が決まっていてフォームを習得しやすい
・左右別のトレーニングが可能である

リハビリ目的での筋力強化では、弱くなっている関節への負荷を減らして、より効率よくトレーニングすることが大切です。軽い負荷でもゆっくりと行うと、筋肉内で血流制限が起こり酸素不足になるため、それが刺激になり筋量・筋力の増加につながります。

マシントレーニング実施上の注意点

・動作がコントロールできる負荷で行う
・トレーニングしている部位を意識する
・反動は使わずにゆっくり動かす
・重りは最後まで戻し切らない
・常に一定のスピードで動かす
・息を吐いて持ち上げ、息を吸って下げる
・痛みを感じない範囲や重さで行う

当施設で導入している七種目のマシンをご案内します。反復回数は十二回で二〜三セット行っています。

①レッグプレス

下半身全体を強化し、腰が曲がるのを予防・改善します。立ち上がる、しゃがみ込む等の動作が楽になります。

膝と股関節が曲がった状態から、足裏全体でプレートを踏み、膝・股関節を伸ばして、ゆっくりと戻します。膝を過度に伸ばし過ぎず、両膝が内側や外側にいかないように注意します。

レッグプレス
OG技研 PREFIT GX-110

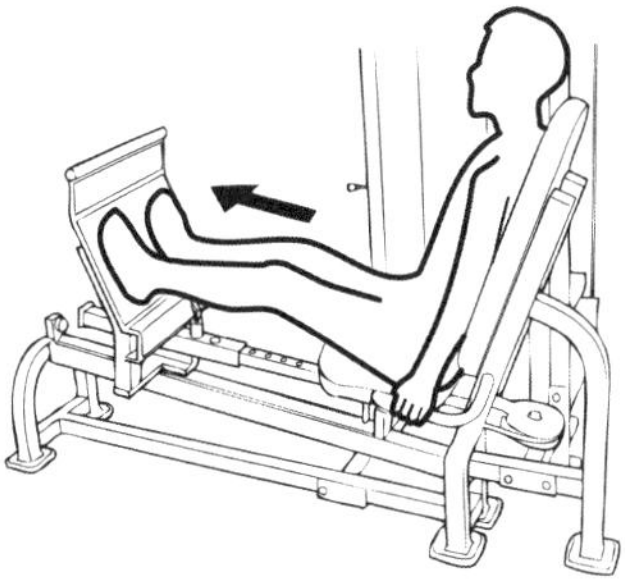

②レッグエクステンション

太ももの前を鍛えます。膝痛の予防・改善に効果的です。階段の昇り降りが楽になり、歩幅も広がります。

膝が曲がった状態から、つま先を手前に引き寄せながら膝を伸ばして、ゆっくりと戻します。膝を十分に伸ばすことが大切です。反動をつけて行わないように注意します。

レッグエクステンション
OG技研 PREFIT GX-120

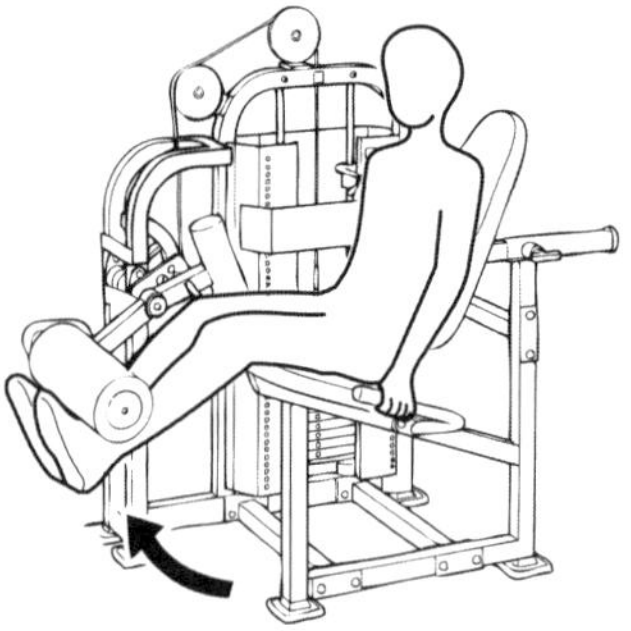

③ヒップアダクション

太ももの内側を鍛えます。股関節に安定性をもたらします。また同時に骨盤底筋も強化し、失禁予防・改善に有効です。普段意識することが少なく、弱くなりがちの部位です。

両手で左右のグリップを握り、脚を開いた状態から股関節を閉じて、ゆっくりと戻します。

ヒップアダクション
OG技研 PREFIT GX-135

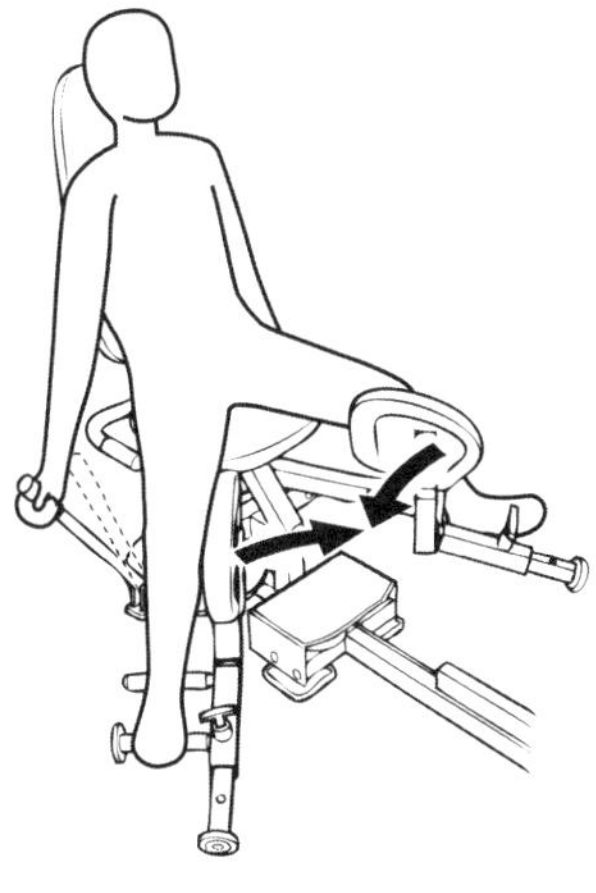

④ヒップアブダクション

お尻の外側を鍛えます。骨盤の安定性が高まり、歩く時にふらつきが少なくなります。

脚が閉じた状態から股関節を開いて、ゆっくりと閉じます。太ももの外側を使って開きがちなので、最初はお尻の横を手で触れ、お尻の筋肉を意識しながら行うとよいでしょう。

ヒップアブダクション
OG技研 PREFIT GX-140

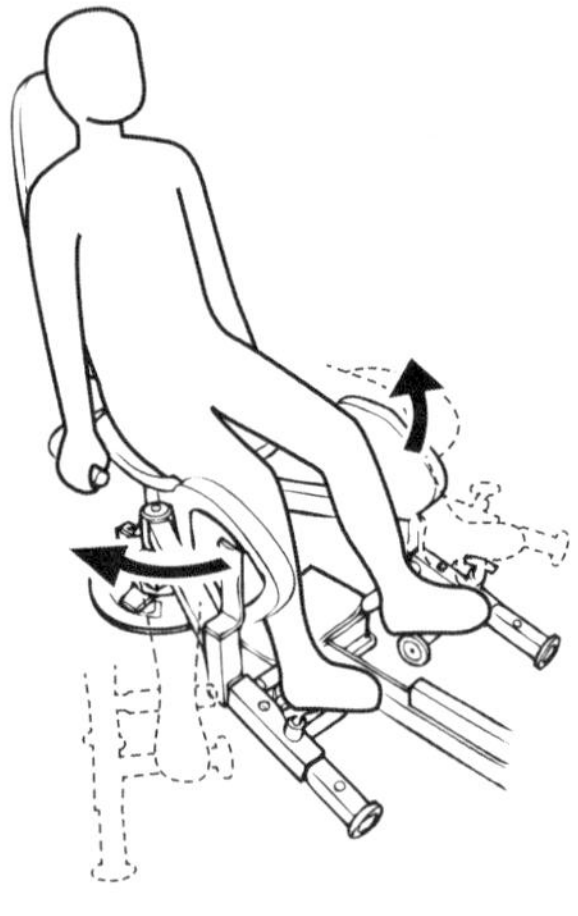

⑤ローイング

背中全体の筋肉を強化し、特に猫背を予防・改善します。肩こり解消にも効果的です。

お腹に力を入れて、背すじを伸ばして座ります。腕を後ろに引いて、ゆっくりと戻します。その際に肩甲骨を引き寄せます。力んで肩が上がらないように注意します。

ローイング
OG技研 PREFIT GX-100

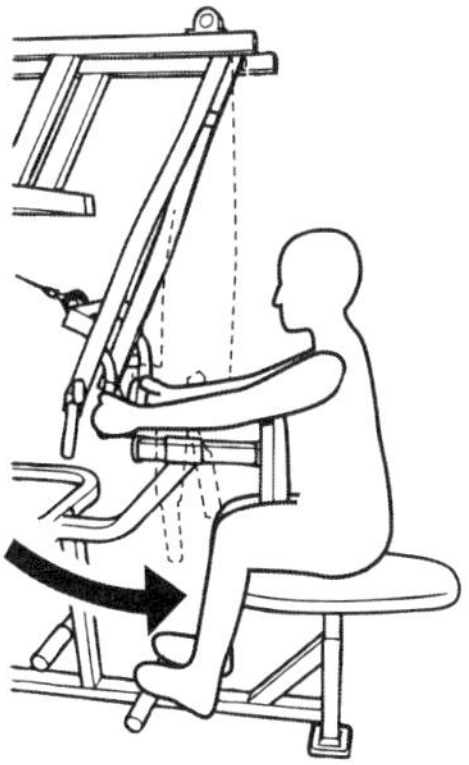

⑥トーソエクステンション

背筋を鍛えます。姿勢を改善し、疲労しにくい腰を作ります。腰痛の予防・改善に効果的です。

前かがみで背すじを伸ばした姿勢から、上体が床と垂直になるまで身体を起こして、ゆっくりと元の状態に戻します。背筋の代わりに脚に力が入り過ぎないように注意します。

トーソエクステンション
OG技研 PREFIT GX-140

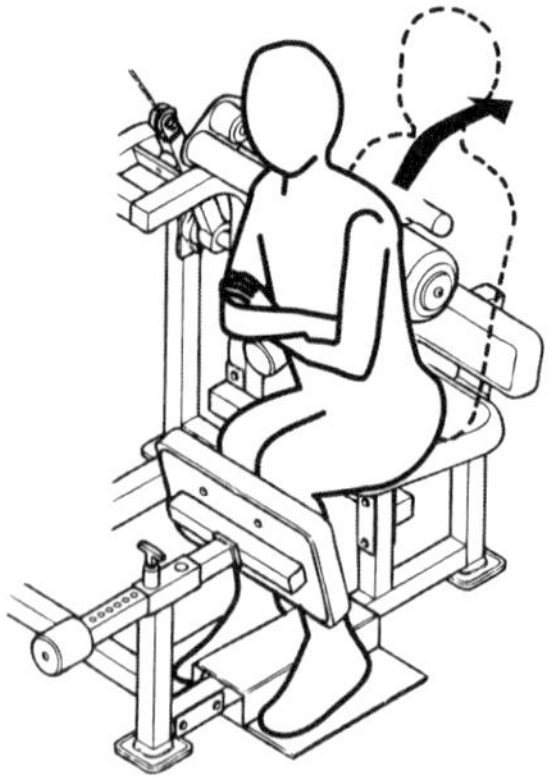

⑦トーソフレクション

腹筋を鍛えます。前かがみしやすくなり、椅子から立ち上がるのが楽になります。

背すじを伸ばした状態を維持しながら、上体を前に倒して、元の状態に戻します。腕でパットを押さないように、お腹を意識して身体全体でパットを押すように意識します。

トーソフレクション
OG技研 PREFIT GX-145

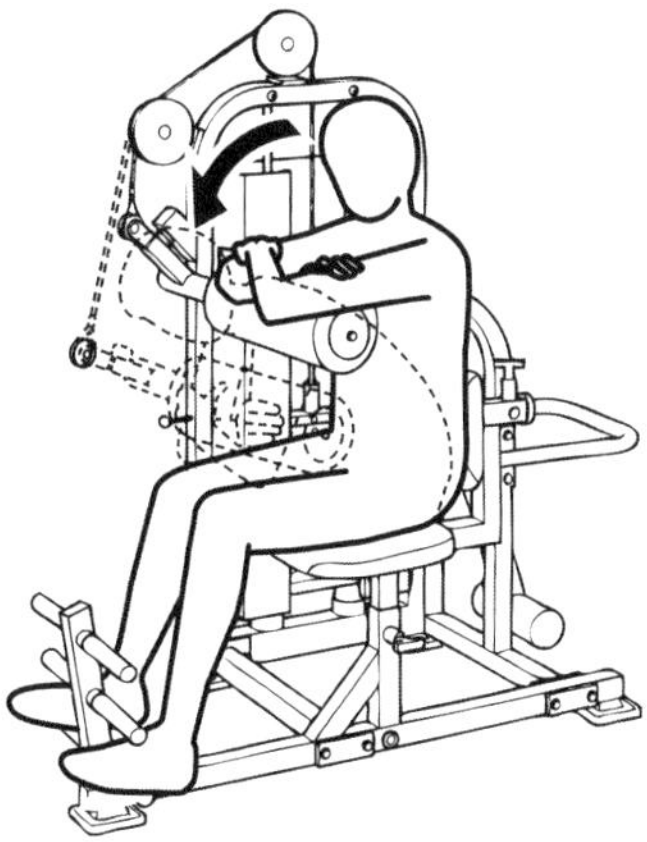

筋力強化体操―ホームエクササイズ

自宅で、器具なしで行える、筋力を強化する運動をご案内します。実際に当施設の利用者が補助的に行っているもので、床で行えて安全で効果の高い体操を集めています。

整形疾患などで膝や腰に痛みがある方でも、関節に大きな負担をかけることなく、無理なく行える体操をご用意しました。最初は反復回数を十回から始めて、運動に慣れてきたら十二回、十五回、二十回と徐々に増やしてください。

イラストでは強化する部位を楕円で囲み強調しました。また動かす方向を矢印で示しました。

①タオルつぶし運動

膝痛の改善に効果的です。膝関節をほとんど動かさないため、関節へのストレスが少なく安全に行えます。

床に脚を伸ばして座ります。上半身は両手で支えます。強化する膝の下に丸めたバスタオルを置きます。程よい抵抗になるようにタオルの太さを調節します。膝が伸びにくい方は太めにします。反対側の膝は立てます。太ももにゆっくりと力を入れて、つま先を手前に引き寄せながら、膝の裏側でタオルを押しつぶします。その状態で五秒間力を入れたままにします。その後、ゆっくりと力を抜きます。この動作を十回繰り返します。二〜三セット行います。

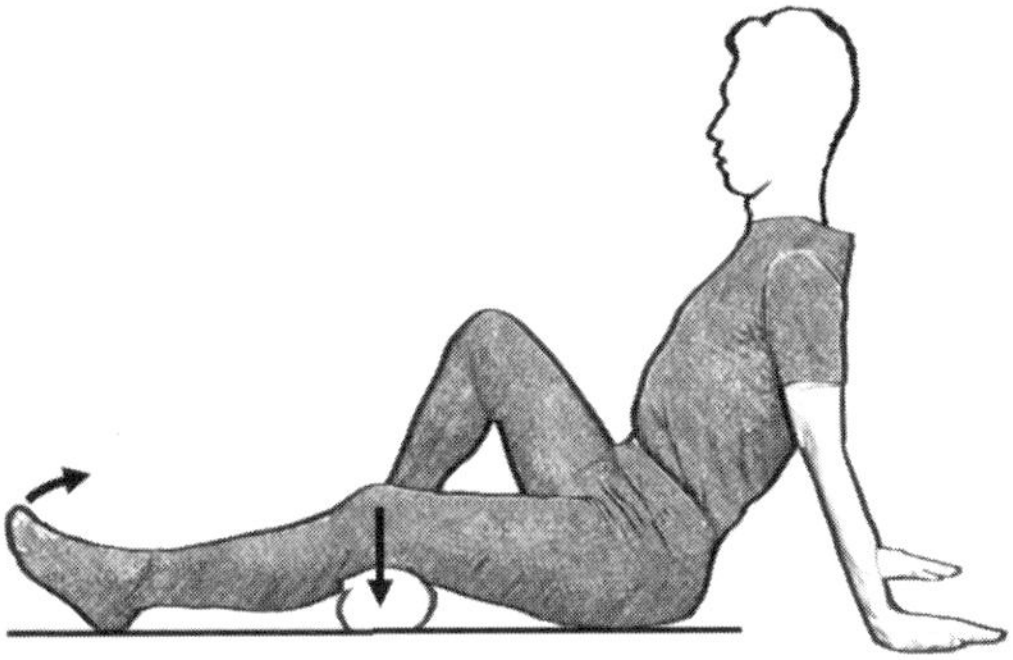

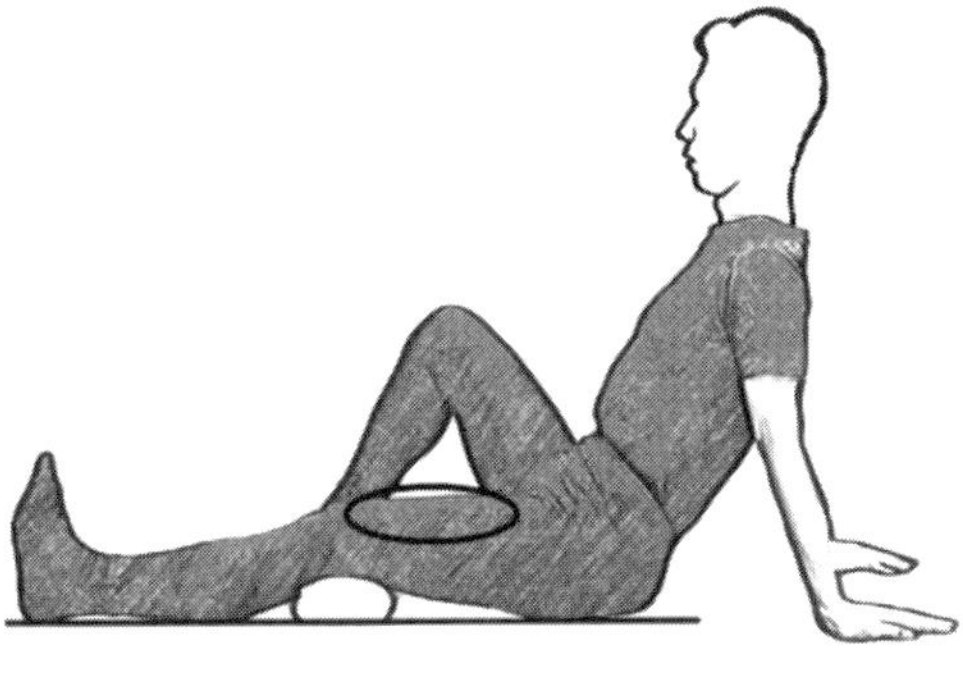

②脚上げ運動

立ち上がりやしゃがむ動作で必要な太ももの前側を強化します。座った状態で行うので、足腰が不安定な方でも無理なく脚力を強化できます。

床に片脚を伸ばして座ります。上半身は両手で支えます。腰への負担を減らすため、反対側の膝は立てます。膝を伸ばしたまま、爪先を手前に引き寄せながら脚を三秒かけ十五センチほど床から持ち上げます、一秒維持したのち、三秒かけて下ろします。下ろす時はかかとが床に触れないようにし、浮かせた状態で一秒維持します。十回繰り返します。二〜三セット行います。足を高く上げすぎないように注意します。

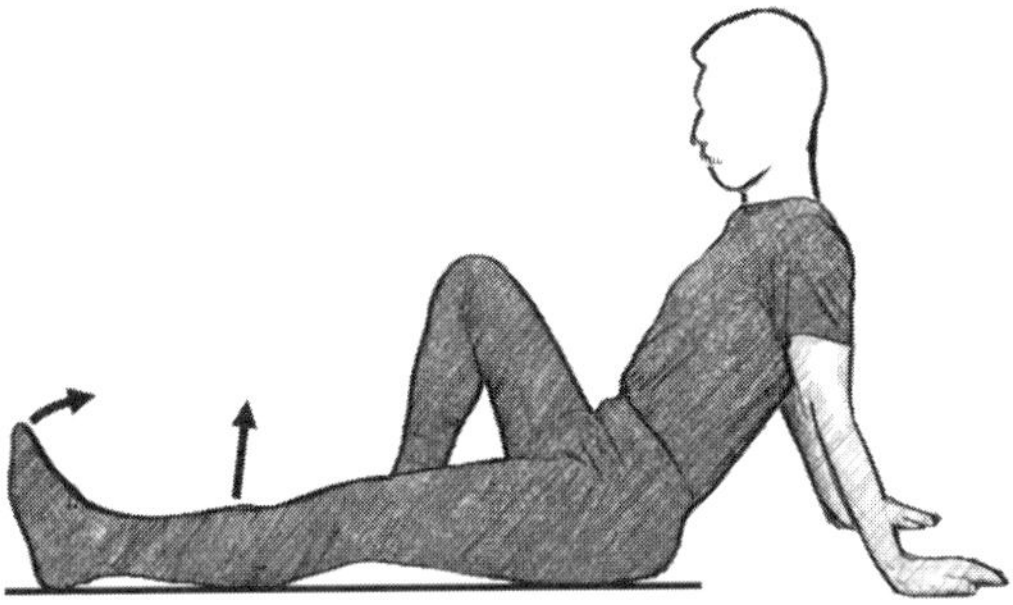

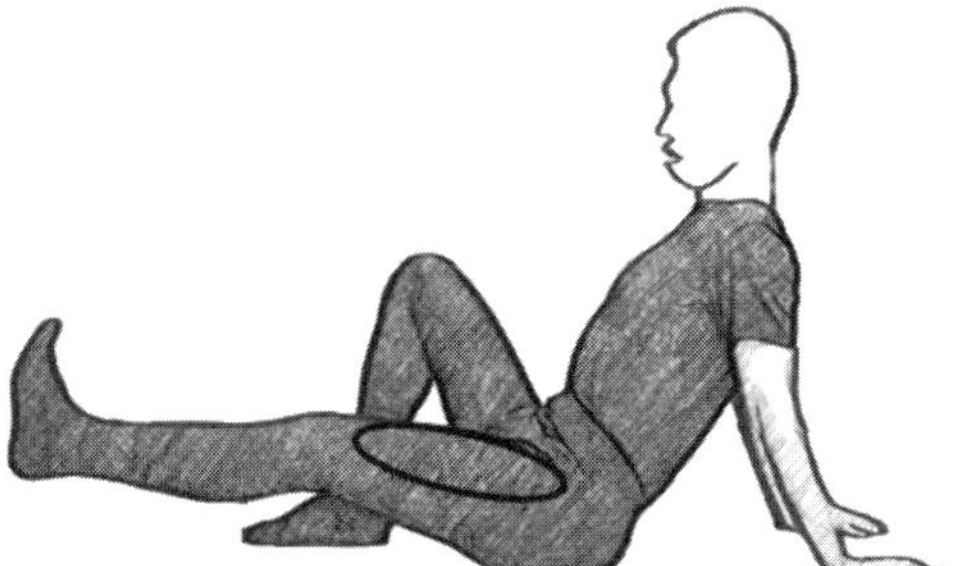

③尻上げ運動

お尻や太ももの後ろの筋肉を強化します。腰が曲がるのを予防・改善します。

膝を立てて仰向けに寝ます。両足で床を押しながら三秒かけて肩から膝までが真っ直ぐになるまでお尻を持ち上げます。一秒その状態を維持して、三秒かけて下ろします。下ろす時はお尻が床に触れないようにし、浮かせた状態で一秒維持します。十回繰り返します。二〜三セット行います。運動の強さは両足を置く位置でコントロールできます。両足の位置がお尻から遠ざかるにつれて運動がきつくなります。お尻を上げすぎると、反り腰になり腰に負担がかかるので注意が必要です。

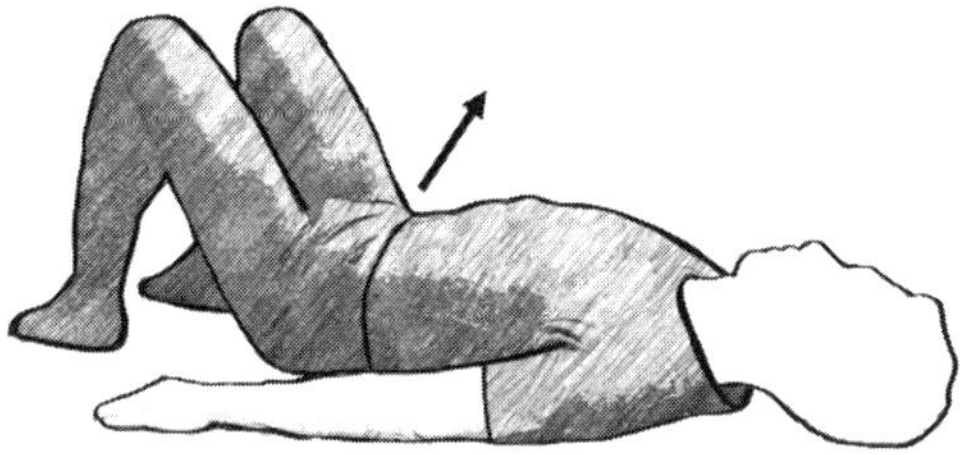

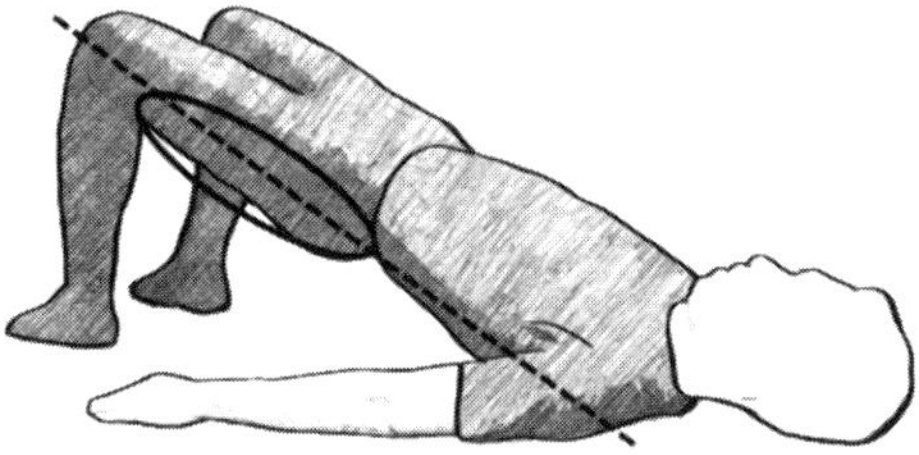

④骨盤運動

腰痛予防・改善にお勧めです。骨盤の動きが改善し、同時に腹筋も強化されます。疲労などで腰が重だるい時に行うと、特に効果的です。また、反り腰の改善にも有効です。

仰向けになり両膝を立てます。腰と床の隙間を埋めるようにゆっくりとお腹に力を入れて、骨盤を回転させるように後ろに傾けます。腰部で床を押しつけるように五秒間力を入れ、その後、ゆっくりと力を抜き、床への圧をゆるめていきます。戻す際には最初の自然な状態に戻し、過度に腰を反り過ぎないように注意します。この動作を十回繰り返します。

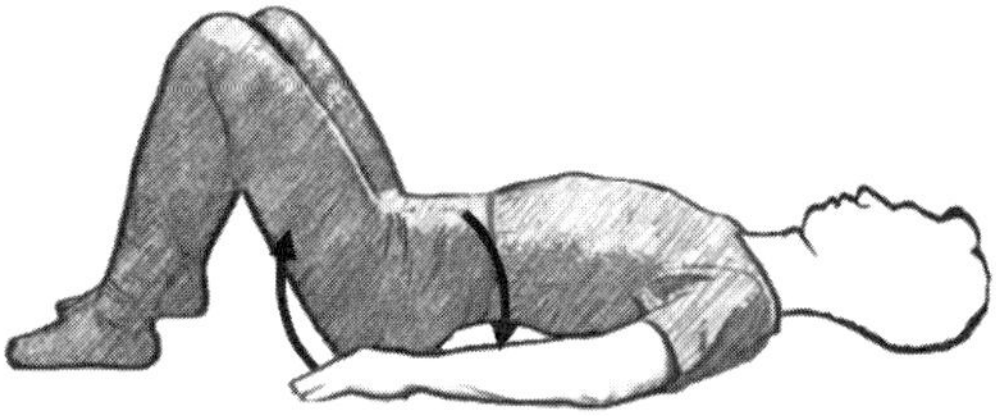

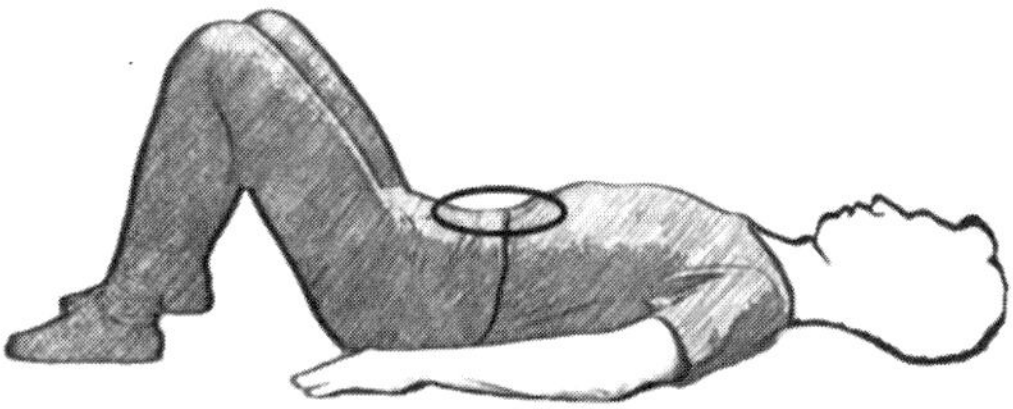

⑤腹筋運動

姿勢の維持や骨盤の安定化に重要な役割を果たしている腹筋を強化します。背筋運動とセットで行うとよいでしょう。

仰向けで両膝を立てます。頭の後ろで両手を組みます。お腹を意識しながら、ゆっくりと肩甲骨が床から少し浮く程度に身体を起こします。おへそとみぞおちの距離を縮めるように三秒かけゆっくりと起こし、起こし切ったところで一秒止めて、三秒かけてゆっくりと下ろします。正しく行うと、みぞおちあたりに強い緊張を感じます。十回繰り返します。二〜三セット行います。上体を起こす際に、首を前に曲げすぎないように注意します。

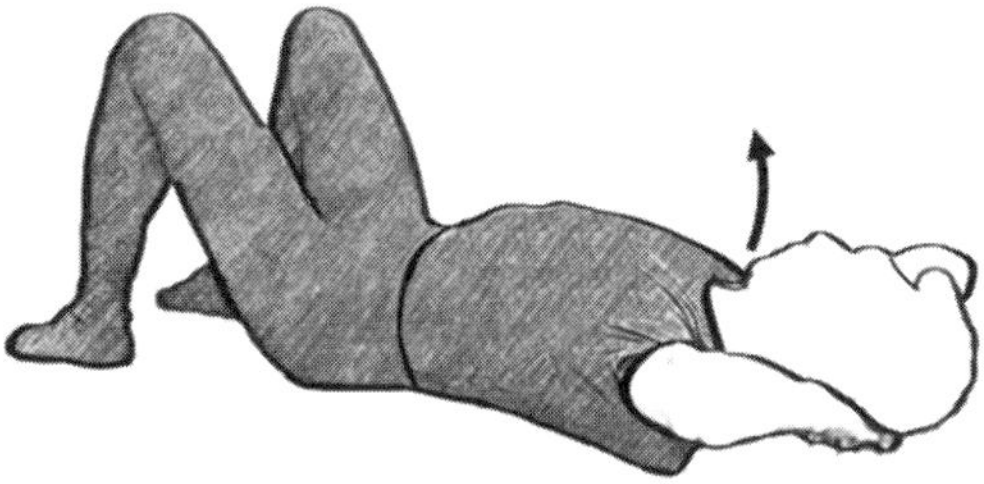

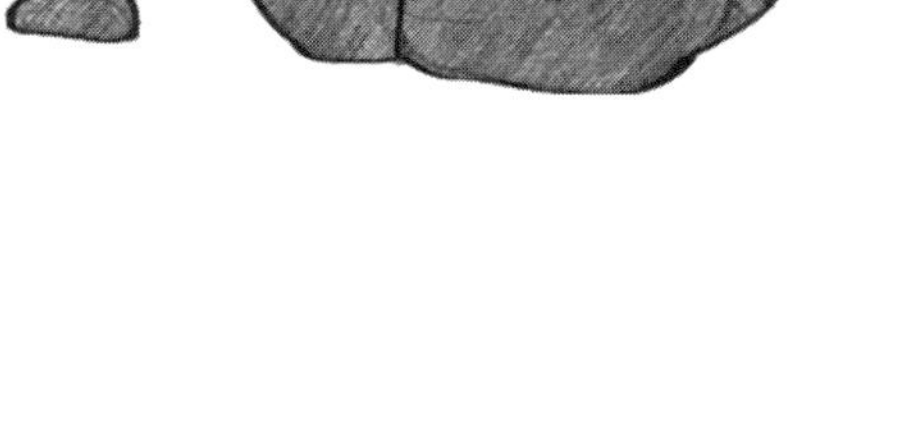

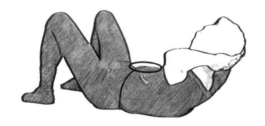

⑥背筋運動

姿勢の維持に必要な背筋を強化します。疲労しにくい腰になります。腰痛の予防・改善に効果的です。

うつ伏せで行います。腰への負担を軽減するため、座布団の上にお腹を乗せて股関節を曲げます。バランスをとりやすくするため、両足は若干開き気味にして、膝は曲げ床につけて、つま先は立てます。両手は背中に回し、あごを引いた位置で、視線は真下に向けたまま背骨を首の方から一つ一つ意識しながら、胸が座布団から離れるように上体を起こします。三秒かけて起こし、背すじが伸びたところで一秒止め、三秒かけて下ろします。できるだけ下半身に力が入らないようにします。

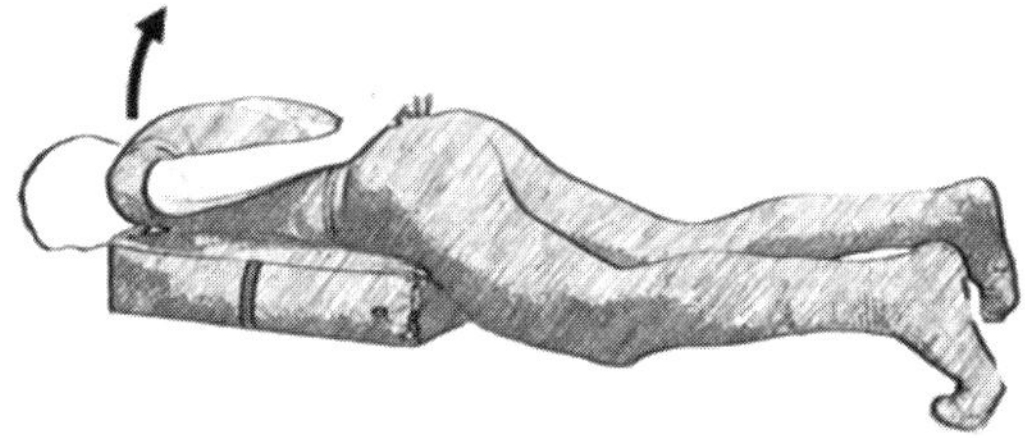

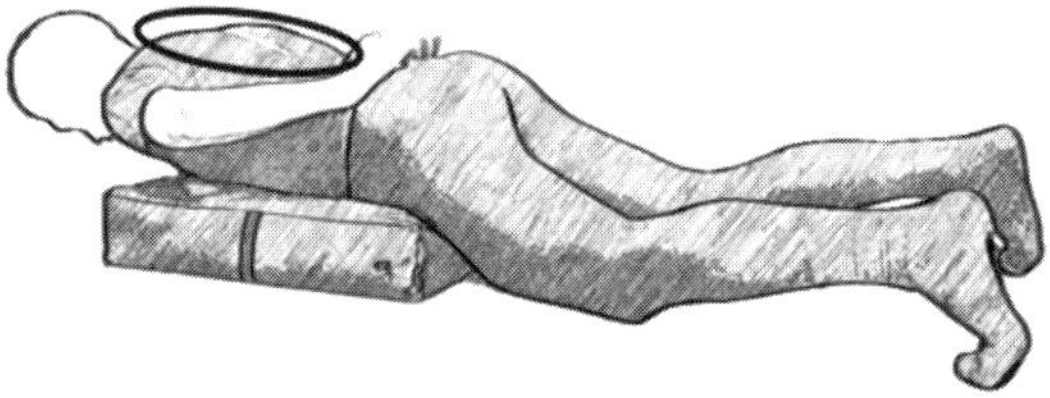

⑦新聞まるめ

握力を強化します。物をつかむ力が弱い人にお勧めのエクササイズです。

必要なものは新聞紙のみです。男性は新聞紙の見開き一面を使用し、女性や手の小さな方はその半分を使用します。まず片手で新聞紙の一部をつかみます。もう一方の手の助けを借りずに新聞紙を五本の指を動かし丸めます。最終的には一個のボールのように、片手のひらに収まる大きさまで丸めます。ボール状にするためには、多種多様な細かな動きが要求されるので、握るのに必要な筋肉をバランスよく強化することができます。

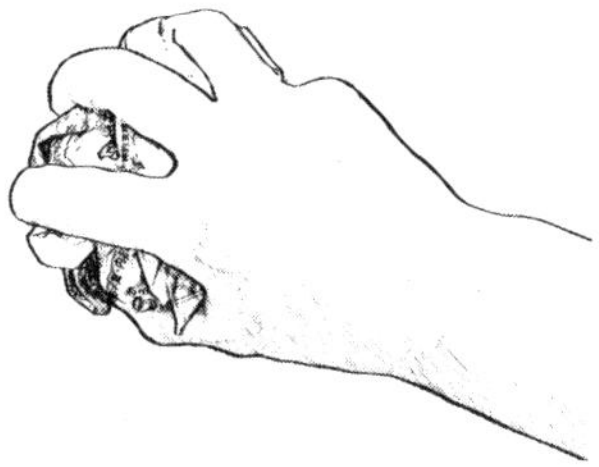

柔軟体操—ストレッチング

ストレッチングとは、反動をつけずにゆっくりと筋肉や腱を伸ばし、その伸ばした状態をしばらく維持する運動です。

毎日規則的に行うことによって、筋肉の柔軟性が高まり、関節の動く範囲が広がります。身体が軽くなり、日常動作が楽になります。また先にご案内した筋力強化体操と併用することによって、肩こりや腰痛・膝痛などの改善にも効果があります。

当施設では、トレーニングの終わりに整理体操として、使用した筋肉をほぐすためにに十二種目からなるストレッチングを行っています。そのうち簡単に行えて、特に効果が高いものを七種目選んでご紹介します。

ストレッチング実施上のポイント

次の点に注意して行いましょう。

・伸ばしている場所を意識しながら行う

・筋肉を無理に伸ばさず、「痛気持ちいい」状態を維持する
・息を止めずに自然な呼吸を心がける
・一つの動作に三十秒かけてストレッチする
・関節などに痛みがある場合は無理に行わない

運動後や入浴後は、筋肉の温度が上昇し柔軟性も高まっているので、より効率的にストレッチングできます。

イラストでは伸びる部位を楕円で囲み、強調しました。また動かす方向を矢印で示しました。

①首のストレッチング

片手を背中に回し、肩を下げた状態で維持します。もう一方の手は反対側の耳の上に置き、そのまま頭を真横に引っ張るようにゆっくりと傾けます。首を横に倒す動作と肩を下げる動作を同時に行うことによって、効果的に首の横を伸ばすことができます。上体ごと傾けないように注意します。左右行います。

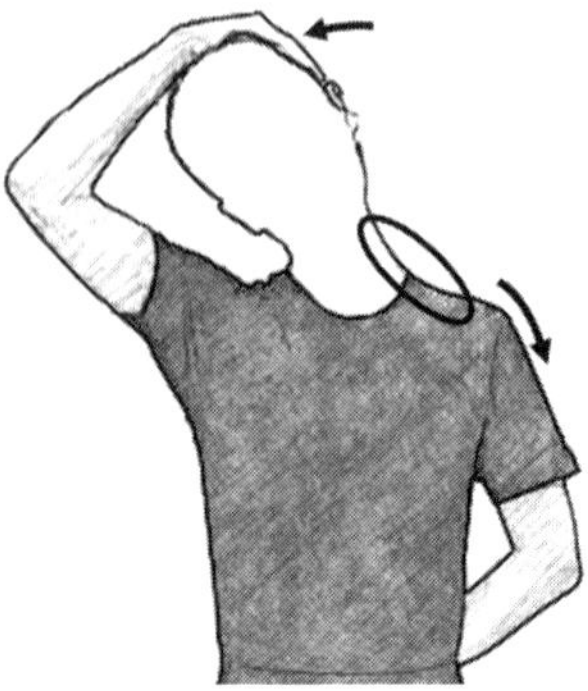

②胸のストレッチング

両腕をまっすぐ後ろに伸ばして、背中で手の甲が床を向くよう両手を組みます。そこから胸を斜め上に向かって突き上げると同時に、肩甲骨を寄せて組んだ手を斜め下に向かって引っ張ります。短くなりやすい胸の筋肉を伸ばすことによって、姿勢を改善します。背中を丸めないように注意します。

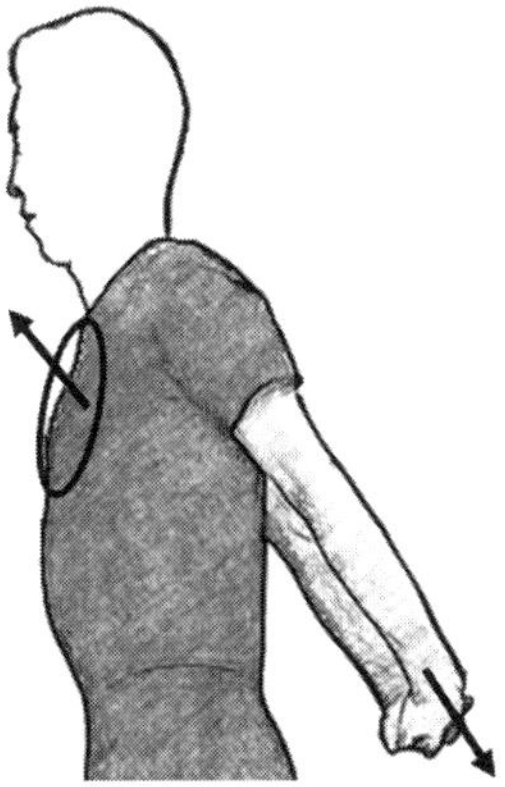

③脇腹のストレッチング

背すじを伸ばして胸を張ります。片方の肘を頭の上で曲げ、もう一方の手でその肘をつかみます。上体をゆっくり真横に倒し、二の腕から脇腹にかけて伸ばします。動作を行うのが困難な場合は、肘を曲げずに、手首をつかんで真横に倒します。その際に上体が前に倒れないように注意します。左右行います。

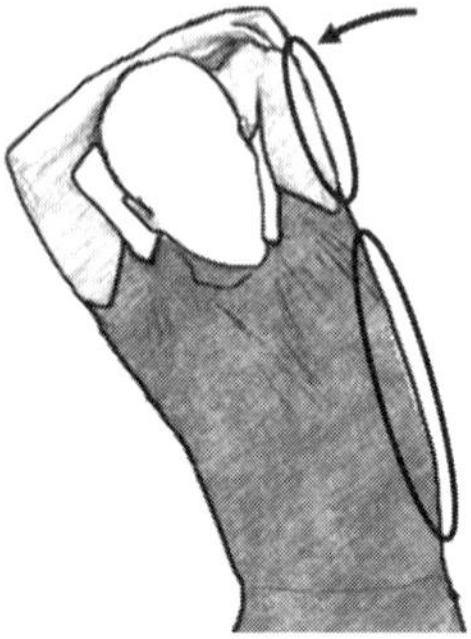

④お尻のストレッチング

仰向けで行います。まず片膝を立て、その太ももの上にもう一方の足首を乗せるように組みます。下になっている太ももの後ろに両手を回し、そのまま膝をゆっくりと胸に引き寄せます。組んだ脚側のお尻が伸びているのを感じながら、その状態を保ちます。左右行います。

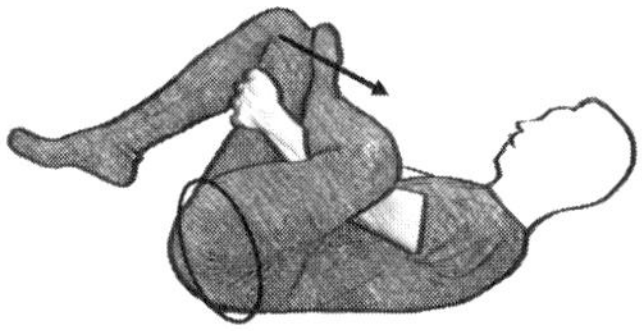

⑤太もも前側のストレッチング

片脚立ちになり、反対側の脚の膝を曲げ、その足の甲を同じ側の手で包み込むように持ちます。もう一方の手で壁などに触れ、ぐらつかないようにします。腰を前に押し出すようにして、膝を後ろへ引き、かかとをお尻に近づけます。腰を反らせたり背中を丸めないように注意します。左右行います。

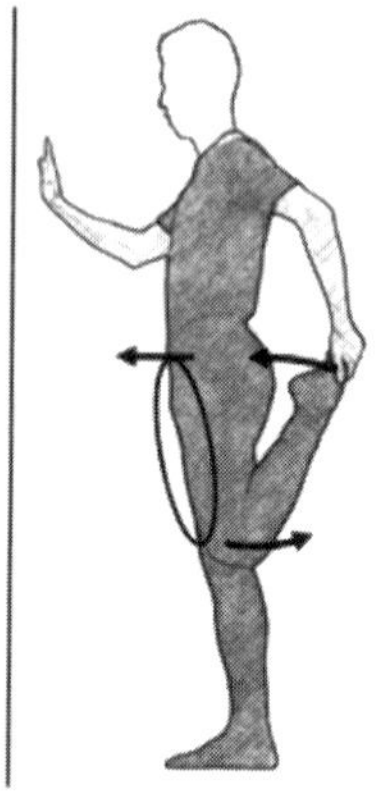

バリエーション

横向きで行います。下の脚の股関節と膝を軽く曲げ姿勢を安定させます。上の脚の膝を曲げ、その足の甲を手で包み込むように持ちます。腰を前に押し出すようにして、膝はさらに後ろへ引き、かかとをお尻に近づけます。膝が曲がりにくい方はタオルを足首に引っ掛けて行ってください。左右行います。

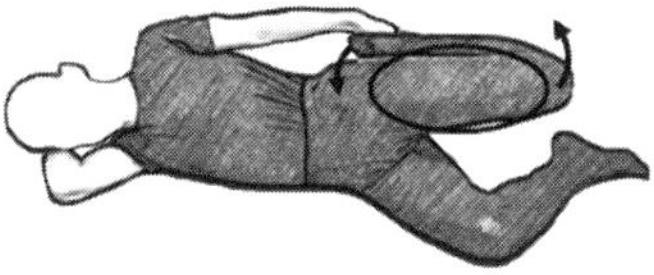

⑥太もも後側のストレッチング

椅子に浅く腰掛けます。伸ばすほうの膝は伸ばし、もう一方の膝は曲げます。胸を張った状態でゆっくりと上体を前に倒し、太ももの裏を伸ばします。太ももの裏を伸ばすと前にかがむのが楽になり、腰への負担が軽減します。背中を丸めないように注意します。左右行います。

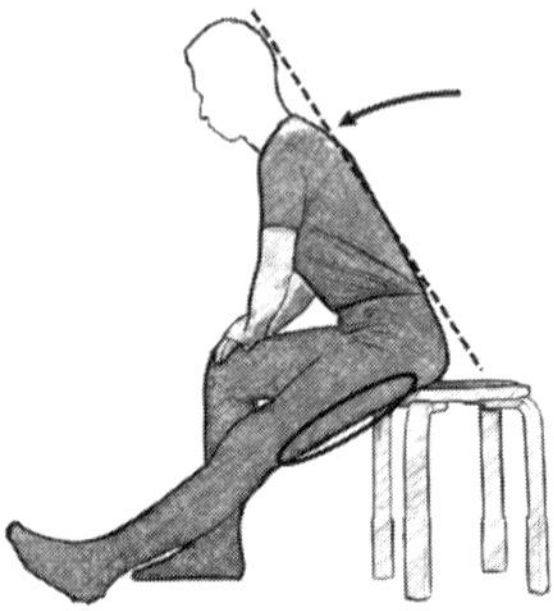

⑦ふくらはぎのストレッチング

両足を大きく前後に開いて立ちます。壁などに両手をついて身体を支えます。後脚の膝は伸ばし、かかとは浮かないようにします。前脚の膝を曲げ、身体全体を前に倒し、後脚のふくらはぎを伸ばします。頭の先から後ろ側のかかとまでが、まっすぐになるようにします。こむらがえりの予防に最適です。左右行います。

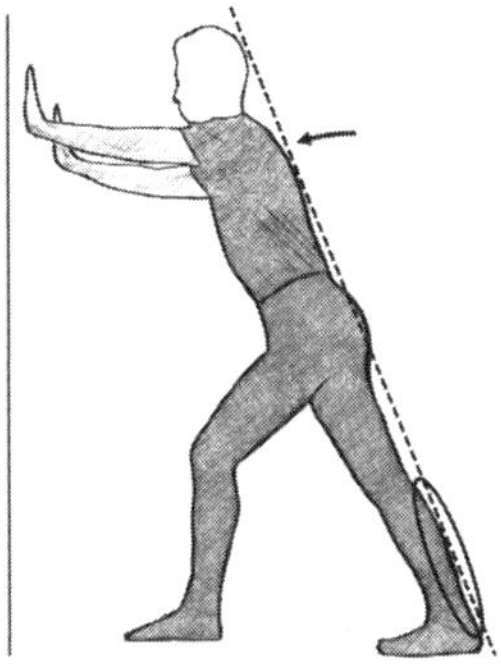

介護分野におけるフィットネス

当法人の五つの通所介護施設（デイサービス）では骨・筋肉など運動器の機能向上に力を入れています。普段使用していない筋肉を意識してトレーニングすることによって、動作の改善を図ることに重点を置いています。

トレーニングマシンを導入し、集団トレーニングの形式で十名程度の利用者がさまざまなトレーニングマシンやトレッドミル（ベルトコンベア様式の歩行訓練機）、固定式自転車、ウォーターベットなどをローテーションで回って運動します。トレーニングマシンは安全性が高く、重さを自由に調整でき、フォームの習得が比較的容易などの利点があります。

利用者は皆、大きな声でカウントしながら、それに合わせてマシンを動かします。トレーニングにリズムが伴い、動作がスムーズになり、心肺に負担のかかる息こらえを予防します。

マシンの設定やマシン間の移動の際は介護スタッフが、また医療面では看護師がサポートしています。

要支援の方から要介護の方までグループで一緒にトレーニングを行っています。

トレーニングを行うことによって、痛みの改善や日常生活動作の改善が見られます。

医療法人社団緑栄会の施設一覧

田園都市整形外科クリニック

〒227－0067　横浜市青葉区松風台13－5
ライムライト松風台3－1F
電話045－989－1611

医療法第四十二条施設
田園都市整形外科メディカル・フィットネス

〒227－0062　横浜市青葉区青葉台2－19－5
電話045－989－1606

田園都市メディカル・マッサージ治療院
〒227－0062　横浜市青葉区青葉台2－19－13
電話045－989－6112

通所型介護施設（デイ・サービス）
田園都市ケア・プラザ青葉台（平成27年4月に移転）
〒227－0067　横浜市青葉区松風台14－15
電話045－989－2012

田園都市ケア・プラザ長津田
〒226－0027　横浜市緑区長津田6－21－13
電話045－989－1812

田園都市ケア・プラザ十日市場
〒226-0016 横浜市緑区霧が丘5-1-13
電話045-920-2812

シニア リハビリ&フィットネス川和
〒224-0057 横浜市都筑区川和町1250-3
電話045-929-3912

シニア リハビリ&フィットネス藤が丘
〒227-0052 横浜市青葉区梅が丘7-1
電話045-978-4112

あとがき

政府の経済財政諮問会議の有識者会議「選択する未来」委員会は、平成二十六年の五月、人口減少と超高齢化が迫る日本経済への提言を発表した。

この中で、五十年後に一億人程度の人口を保つという目標を掲げ、七十歳までを働く人と位置付け、女性の活動も不可決だと指摘した。

何もしなければ、経済危機に落ち入りかねない、という強い危機感が背景にある。

実は、少子化並びに高齢化の結果としての人口減少という問題は、時の内閣にとって、何事にも代えがたい重要な案件であったかもしれないが、これまで手をつけられたことがなかった。

それは、政権党が、時の選挙によって選ばれ、予算というものが、毎年限りの収入・支出で成立している現実から、超長期的な目標である人口問題というものを捉えるまでの余裕がなかったのかもしれない。

ここで人口問題を云々することよりも、これにまつわる資料を添付して、終わりにしたいと思う。

本書の出版にあたり、共著の中村彰宏さんに多大なお力添えをいただき、今回も東急エージェンシーにより出版までこぎつけられたことを、深く感謝する次第である。

なお、私が、帯状疱疹でペンをとることができなくなってからは、私の知人、内山正義さんが、私の口述を筆記し、まとめてくれた。このご苦労なくして、本書は発刊できなかった。心からお礼申し上げます。

平成二十七年一月

井原國芳

「選択する未来」委員会の主な提言

50年後に１億人程度の人口保持

・若者が安心して結婚できる環境を整備
・第３子以降の出産・育児への傾斜支援
・資源配分の重点を高齢者から子どもに移す
・出産・子育て支援を倍増

中長期的な経済成長と発展

・医療・バイオ分野などの需要取り込み
・アジアにおける国際金融センターの地位を確立
・IT活用などで医療・介護費の増加に歯止め
・高度な能力を持った外国人の活用

年齢・性別にかかわらず能力発揮

・労働と出産・育児の両立を促す仕組みづくり
・70歳までを「働く人」に位置付け
・多様な再チャレンジの機会を確保

地域戦略と活性化

・魅力ある地域づくりに向けた資源の集中投入
・「移住」支援で地方から東京への人口流出抑制
・地方の農林水産業や観光分野などを強化

資料：2014.5.14 読売新聞

総人口の推移と生産年齢人口の推移

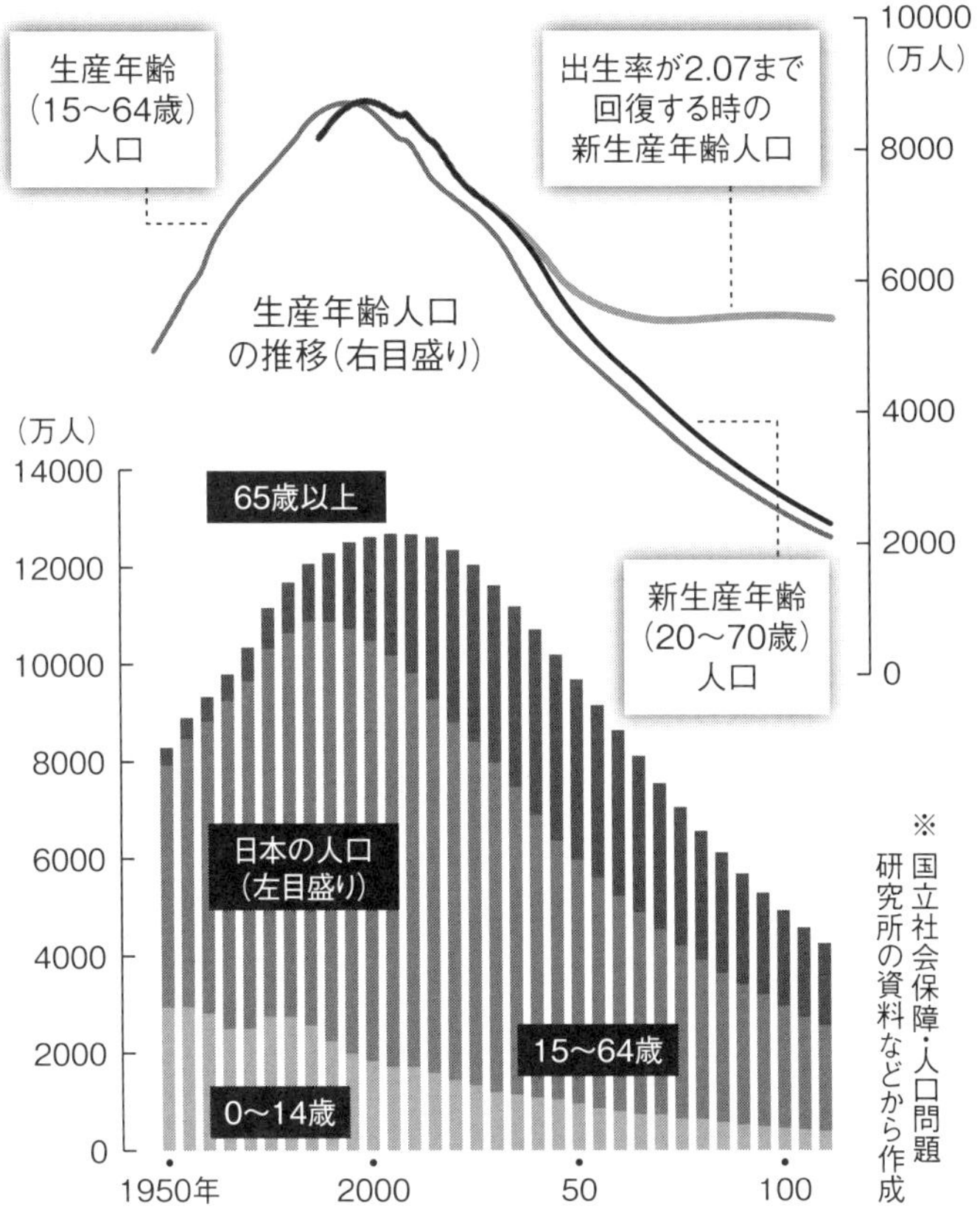

資料：2014.5.14 読売新聞

日本の人口と出生率の推移

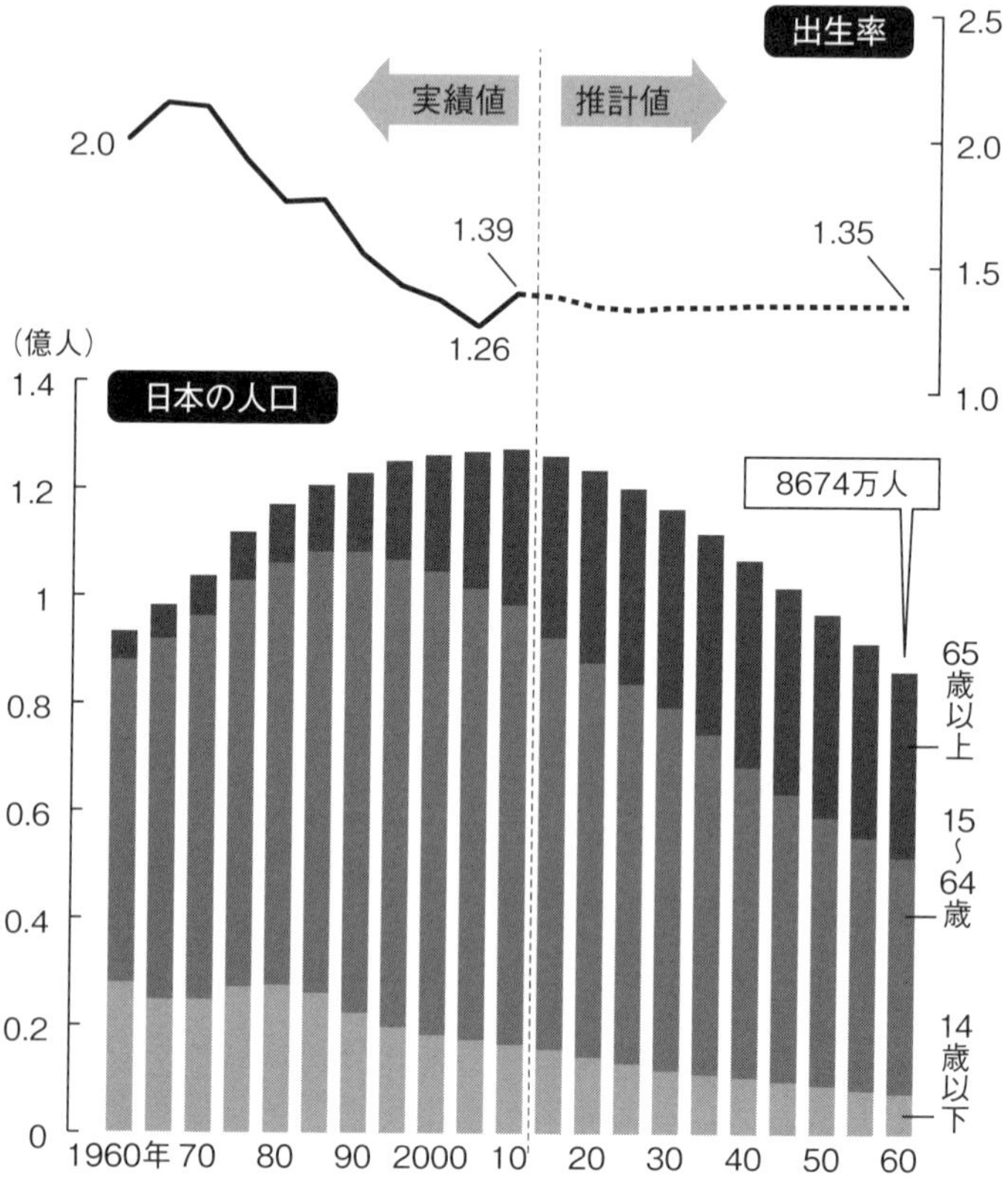

資料：2014.1.30 朝日新聞

年齢3区分別人口の推移
―出生中位（死亡中位）推計―

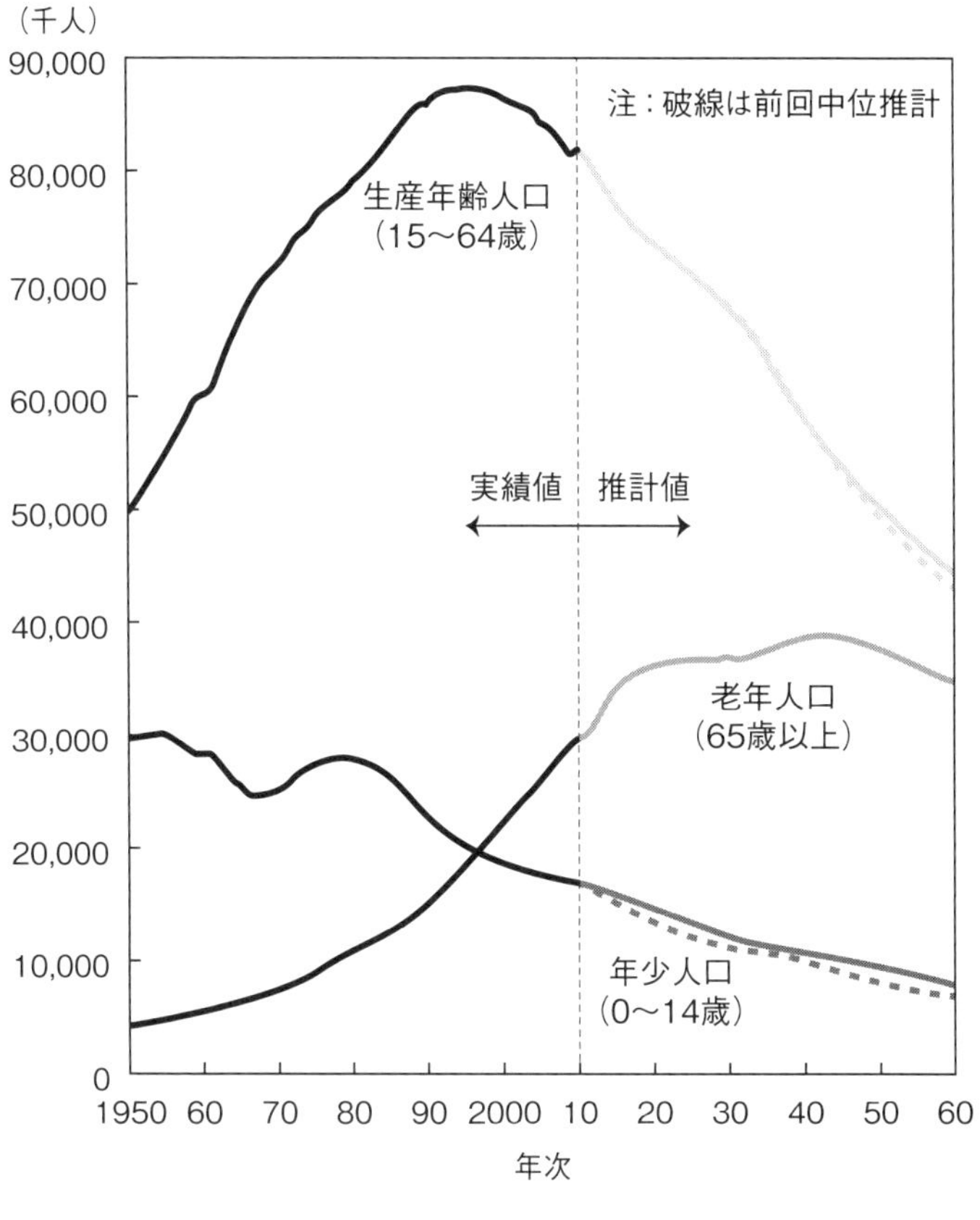

資料：国立社会保障・人口問題研究所

本書は二〇一二年九月に弊社より出版した『75歳からの健康生活のススメ』に加筆・修正して再編集したものです。

[著者紹介]
第1章〜第6章
井原 國芳（いはら くにより）
1930年東京生まれ。
青山学院大学経済学部卒業後、東京急行電鉄株式会社入社。東京急行電鉄取締役副社長、東急バス株式会社取締役社長・会長、東急建設株式会社取締役社長・会長等を歴任。
現在は、散歩やメディカル・フィットネス等を実践しながら、老後の生活を楽しんでいる。

実践編
中村 彰宏（なかむら あきひろ）
1970年埼玉県生まれ。
ケルン体育大学卒業後、医療法人緑栄会に入職。田園都市整形外科に併設されたメディカル・フィットネスにて整形疾患や生活習慣病を有する患者さんに運動指導をしている。健康運動指導士、全米ストレングス&コンディショニング協会認定パーソナルトレーナー、認定ストレングス&コンディショニングスペシャリスト。

頑張れ!! 爺さん・婆さん
幸せな人生は「筋トレ」から

2015年2月6日　第1版第1刷

著　　者　井原 國芳＋中村 彰宏
装　　丁　三枝 ノリユキ（スタジオ79）
発 行 人　桑原 常泰
発 行 所　株式会社 東急エージェンシー
〒107-8417 東京都港区赤坂4-8-18
電話 03-3475-3566
http://www.tokyu-agc.co.jp/
印刷・製本　精文堂印刷 株式会社

ISBN978-4-88497-121-2 C0036